DE

PSEUDO-HALLUCINATIONS

LES AUTOREPRÉSENTATIONS APERCEPTIVES

I have thee not, and yet I see thee still
Art thou not, fatal vision, sensible
To feeling as to sight? Or art thou but
A dagger of the mind, a false creation,
Proceeding from the heat-oppressed brain?

MACBETH, acte II, scène I.

PAR

Le Docteur Georges PETIT

ANCIEN EXTERNE DES HÔPITAUX DE BORDEAUX
ANCIEN INTERNE DES ASILES DE LA SEINE (C. 1910)
INTERNE DE LA MAISON NATIONALE DE CHARENTON
MEMBRE DE LA SOCIÉTÉ ANATOMO-CLINIQUE DE BORDEAUX

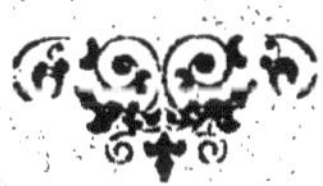

BORDEAUX
IMPRIMERIE DE L'UNIVERSITÉ ET DES FACULTÉS
Y. CADORET
17, RUE POQUELIN-MOLIÈRE, 17
—
1913

ESSAI SUR UNE VARIÉTÉ

DE

PSEUDO-HALLUCINATIONS

LES AUTOREPRESENTATIONS APERCEPTIVES

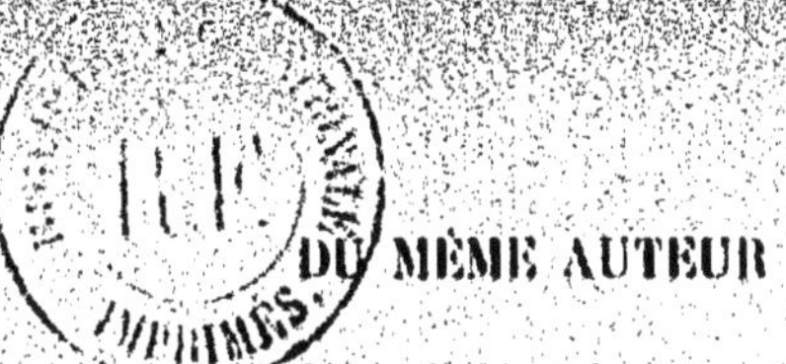

DU MÊME AUTEUR :

Tuberculose rénale à forme hématurique (en collaboration avec G. Belley). Communication à la Société d'anatomie et de physiologie de Bordeaux, séance du 27 mai 1907. *Journal de médecine de Bordeaux*, 21 juillet 1907.

Symphyse rénale unilatérale de rein ectopique croisé. Communication à la Société anatomo-clinique de Bordeaux, séance du 24 avril 1911. *Journal de médecine de Bordeaux*, 30 juillet 1911.

Mort subite par rupture spontanée du cœur chez une mélancolique anxieuse atteinte de diabète sucré. Communication à la Société anatomo-clinique de Bordeaux, séance du 7 août 1911. *Journal de médecine de Bordeaux*, 15 octobre 1911.

Considérations étiologiques et pathogéniques à propos d'un cas de dilatation aiguë de l'estomac après trépanation mastoïdienne. *Gazette des hôpitaux*, 28 et 30 mai 1912, n° 61.

Intermissions et périodicité à la phase initiale d'un délire hallucinatoire chronique. Communication au XXII° Congrès des aliénistes et neurologistes. Tunis, 1er-7 avril 1912.

Sur une variété de pseudo-hallucinations : les autoreprésentations mentales aperceptives dans les délires hallucinatoires chroniques. Communication au XXII° Congrès des aliénistes et neurologistes. Tunis, 1er-7 avril 1912.

Réactions provoquées par l'éclipse solaire du 17 avril 1912 chez quelques aliénées. *Encéphale*, 10 juillet 1912, n° 7.

Epilepsie tardive et troubles mentaux consécutifs à un violent traumatisme crânien. In *Nouvelle Iconographie de la Salpêtrière*, septembre-octobre 1912, n° 5.

Délire et personnalité (en collaboration avec M. Mignard). Communication au VII° Congrès belge de neurologie et de psychiatrie. Ypres-Tournai, 28-29 septembre 1912.

Affaiblissement intellectuel localisé à la mémoire chez une épileptique (en collaboration avec Livet). Communication à la Société clinique de médecine mentale, 18 novembre 1912. In *Bulletin*, novembre 1912, n° 8.

En collaboration avec M. le Dr L. MARCHAND.

De l'épilepsie chez les déments séniles. In *Revue de psychiatrie*, février 1909.

Epilepsie tardive et démence chez une femme atteinte d'angio-sarcome de la fosse cérébrale antérieure. Société de psychiatrie de Paris, séance du 24 juin 1909. *Encéphale*, juillet 1909, n° 7.

**Troubles mentaux chez un sujet atteint de sarcome des lobes frontaux et de pseudo-kystes des plexus choroïdes; lésions diffuses de l'écorce cérébrale. Communication à la Société de psychiatrie, séance du 21 octobre 1909. *Encéphale*, 8 novembre 1909, n° 11.

Vaste foyer de ramollissement et lésions diffuses corticales chez une démente sénile. Communication à la Société anatomique, séance du 19 novembre 1909. *Bulletin et Mémoires*, novembre 1909, n° 9.

Paralysie générale précoce ayant débuté deux ans après l'accident primitif syphilitique. Société de psychiatrie, séance du 16 décembre 1909. *Revue de psychiatrie*, janvier 1910, n° 1.

Confusion mentale suivie de démence au cours d'une méningite aiguë ayant duré trois mois et dix jours; prédominance des lésions cérébrales au niveau des parois des ventricules latéraux. Société de psychiatrie, séance du 19 mai 1910. *Encéphale*, 10 juin 1910, n° 6.

État de mal épileptique chez un enfant de cinq jours. Mère atteinte d'imbécillité et d'épilepsie. Considérations pathogéniques. In *Gazette des hôpitaux*, 10 août 1911, n° 90; *Pédiatrie pratique*, 25 novembre 1911, n° 33.

Chorée et troubles mentaux. Considérations anatomo-cliniques. In *Revue de psychiatrie*, septembre 1911, n° 9.

Cirrhose bronzée chez une alcoolique atteinte de psychose polynévritique. Communication à la Société anatomique de Paris, 31 mai 1912. *Bulletin et Mémoires*, 1912.

Syndrome paralytique et attaques épileptiformes au cours de l'alcoolisme chronique. Considérations anatomo-pathologiques. Communication à la Société anatomique de Paris, 31 mai 1912. *Bulletin et Mémoires*, 1912.

Symbolisme au cours d'un délire mystique d'interprétation. Communication à la Société clinique de médecine mentale, 17 juin 1912. In *Bulletin*, juin 1912, n° 6.

Episodes hallucinatoires délirants au cours d'un état hallucinatoire conscient. Communication à la Société de psychiatrie, 20 juin 1912. *Encéphale*, 10 juillet 1912.

Crises conscientes et mnésiques d'épilepsie convulsive. Communication à la Société clinique de médecine mentale, 18 novembre 1912. *Bulletin*, novembre 1912, n° 8.

ESSAI SUR UNE VARIÉTÉ

DE

PSEUDO-HALLUCINATIONS

LES AUTOREPRÉSENTATIONS APERCEPTIVES

I have thee not, and yet I see thee still
Art thou not, fatal vision, sensible
To feeling as to sight? Or art thou but
A dagger of the mind, a false creation,
Proceeding from the heat-oppressed brain?

MACBETH, acte II, scène I.

PAR

Le Docteur Georges PETIT

ANCIEN EXTERNE DES HÔPITAUX DE BORDEAUX
ANCIEN INTERNE DES ASILES DE LA SEINE (C. 1910)
INTERNE DE LA MAISON NATIONALE DE CHARENTON
MEMBRE DE LA SOCIÉTÉ ANATOMO-CLINIQUE DE BORDEAUX

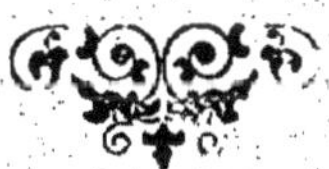

BORDEAUX

IMPRIMERIE DE L'UNIVERSITÉ ET DES FACULTÉS

Y. CADORET

17, RUE POQUELIN-MOLIÈRE, 17

1913

ESSAI SUR UNE VARIÉTÉ

DE

PSEUDO-HALLUCINATIONS

LES AUTOREPRÉSENTATIONS APERCEPTIVES

INTRODUCTION

Au cours de rec[illegible] ches entreprises sur les délires hallucinatoires chroniques, notre attention fut, à maintes reprises, attirée
sur certains phénomènes psychiques d'apparence hallucinatoire,
présentés par plusieurs de nos malades. Ces phénomènes assez
particuliers, qui, par quelques-unes de leurs modalités, s'appa-
rentaient assez étroitement aux hallucinations proprement dites,
paraissaient cependant, par d'autres caractères, différer nota-
blement des descriptions classiques des hallucinations avec
lesquelles ils ne semblaient pas devoir être entièrement assimilables. Recherchant, dans la littérature psychiatrique de ces
dernières années, les descriptions de symptômes analogues à
ceux relevés par nous-même, nous fûmes surpris de constater
que, si l'observation de pareils phénomènes n'était pas absolu-

ment rare, l'interprétation qu'en donnaient les auteurs était fort variable et fort diverses également les dénominations qui leur étaient appliquées : envisagés par certains comme faisant partie des hallucinations véritables, des hallucinations psycho-motrices ou des hallucinations psychiques, ils étaient, en effet, considérés par d'autres, soit comme de simples interprétations, soit comme des phénomènes purement imaginatifs, soit enfin comme de fausses hallucinations ou des pseudo-hallucinations.

Il nous a paru intéressant de reprendre une étude générale de ces signes, d'en examiner les diverses modalités cliniques et psychologiques, de rechercher les caractères qui les rapprochent ou les séparent des symptômes voisins (notamment des hallucinations proprement dites, des hallucinations psycho-motrices et des hallucinations psychiques) et, cet isolement relatif étant accompli, d'essayer d'en donner une définition plus précise.

C'est ainsi que nous avons été amené à ranger les phénomènes que nous avions en vue dans la classe des *pseudo-hallucinations*, et cette catégorie embrassant des faits trop disparates, à distinguer parmi ceux-ci un groupe plus particulier de phénomènes : les *représentations mentales automatiques, aperceptives et exogènes* (autoreprésentations aperceptives).

L'analyse de ces symptômes nous ayant permis de les considérer comme des formes spéciales de cet *automatisme mental*, si bien mis en lumière par Baillarger, nous avons tenté d'esquisser ensuite une étude synthétique de leur mécanisme psychologique en comparant les modalités réciproques de l'automatisme hallucinatoire et de l'automatisme pseudo-hallucinatoire ; ce qui nous entraîna à exposer quelques particularités cliniques d'une idée délirante de formule très générale, l'*idée d'influence psychique*, que nous avons retrouvée fréquemment et intimement associée à ces phénomènes plus simples d'automatisme représentatif.

Enfin, nous avons recherché l'existence et examiné les particularités des symptômes ainsi définis, dans diverses variétés d'affections mentales, notamment dans les Délires chroniques, dans les Obsessions et les Impulsions, dans la Confusion mentale et la Démence précoce, dans la Paralysie générale, dans la Manie, la Mélancolie et les Psychoses périodiques.

Nous appuyant principalement sur l'observation clinique, nous n'avons pas la prétention de revendiquer comme absolument personnelles les théories qui nous servirent à commenter les faits; et si l'on veut bien accorder quelque intérêt à cet essai, nous en attribuerons l'honneur aux maîtres qui nous inspirèrent ou nous conseillèrent. Cette étude sur les pseudo-hallucinations dans les maladies mentales nous paraît, en effet, seulement exprimer et développer synthétiquement des idées ou des remarques déjà formulées à maintes reprises par des psychiatres éminents; nous avons cru retrouver notamment dans les œuvres de Baillarger, dans les travaux de Kandinsky et de Séglas, de précieuses indications sur la matière de cette étude, que nous nous sommes au surplus efforcé de faire bénéficier des passionnantes recherches de l'école psycho-pathologique contemporaine et des remarques si compétentes de nos maîtres directs.

Voici le plan général que nous avons adopté pour cette étude :

1re PARTIE : Détermination du symptôme autoreprésentation aperceptive, d'après les travaux antérieurs (Historique), et Etude clinique proprement dite du phénomène (Eléments du diagnostic positif et différentiel).

2e PARTIE : Etude du mécanisme psycho-pathogénique de l'autoreprésentation aperceptive : rôle et modalités de l'automatisme mental; l'idée d'influence psychique en psychologie normale et pathologique.

3e PARTIE : Etude clinique du symptôme autoreprésentation aperceptive dans quelques affections mentales : obsessions et impulsions, délires chroniques, confusion mentale et démence précoce, paralysie générale, manie, mélancolie et psychoses périodiques.

4e PARTIE : Considérations générales sur l'évolution, le pronostic, le traitement et les conséquences médico-légales des autoreprésentations aperceptives.

CONCLUSIONS GÉNÉRALES.

PREMIÈRE PARTIE

Etude historique et critique des pseudo-hallucinations. Leurs
variétés : les représentations mentales automatiques aperceptives exogènes. Diagnostic différentiel et formes de
passage.

___

CHAPITRE PREMIER

RAPPORTS DES PSEUDO-HALLUCINATIONS AVEC LES HALLUCINATIONS PRO-
PREMENT DITES. ÉTUDE HISTORIQUE ET CRITIQUE. — LES HALLUCINATIONS
PSYCHIQUES DE BAILLARGER. LES PSEUDO-HALLUCINATIONS DE KAN-
DINSKY. LES HALLUCINATIONS PSYCHO-MOTRICES VERBALES ET LES
PSEUDO-HALLUCINATIONS VERBALES DE SÉGLAS.

L'histoire des pseudo-hallucinations étant intimement liée à
celle des hallucinations proprement dites, un historique rigoureusement complet des premières devrait comporter l'étude des
conceptions diverses de l'hallucination à travers les siècles. Mais,
au point de vue particulier qui nous occupe, cette tâche ne nous
paraît pas indispensable. Si l'on a pu dire de l'hallucination
qu'elle était aussi vieille que le monde, s'il est possible de
retrouver dans Hippocrate, Asclépiade ou Celse, aussi bien que
dans les œuvres médicales du XVII⁰ et du XVIII⁰ siècle, des descriptions assez complètes de l'hallucination (1), on doit reconnaître que la signification de ce vocable est demeurée long-

___

(1) Voir Sémelaigne, *Etudes historiques sur l'aliénation mentale dans l'antiquité,*
Paris, 1869.

temps si vague et si imprécise que les auteurs pouvaient l'appliquer assez indifféremment à des troubles psychiques très dissemblables. Il serait donc fort hasardeux de remonter aussi loin dans l'histoire, et de vouloir à toute force découvrir, dans les descriptions souvent obscures des vieux écrivains médicaux, des distinctions déjà formulées entre les hallucinations proprement dites et les phénomènes pseudo-hallucinatoires. Tout au plus, pourrait-on montrer que les théologiens mystiques avaient usé depuis longtemps, dans l'analyse de leurs révélations célestes, d'une rigueur si minutieuse que leurs remarques ont pu servir de base à une classification des hallucinations : celle de Baillarger. Nous insisterons plus loin sur ce point.

Comme l'a fait remarquer Christian (1), il faut arriver au début du siècle dernier pour rencontrer une conception quelque peu analytique de l'hallucination. A cette époque même, ce mot ne paraît guère posséder encore ses parchemins scientifiques : Pinel (2), Cabanis (3), Georget (4) l'emploient assez rarement et dans le sens assez vague d'erreur ou d'illusion de l'imagination ; on le cherche vainement dans le *Répertoire* de Ploucquet (1808), ou dans *l'Histoire de la médecine* de Sprengel (1820). Déjà cependant, Bottex (5), Matthey (6), Bayle (7), Foville père (8), Leuret (9) consacraient à la description des hallucinations des études encore pleines d'intérêt. Mais c'est à Esquirol que l'on doit la première définition véritablement scientifique de l'hallucination : « Un homme qui a la conviction intime d'une

---

(1) Christian, article *Hallucination*, in Dictionnaire de Dechambre, 1886.

(2) Pinel, *Nosographie philosophique*, 6ᵉ édit., Paris, 1818, 3 vol., *Traité médico-philosophique sur l'aliénation mentale*, 2ᵉ édit., Paris, 1819.

(3) Cabanis, *Rapports du physique et du moral de l'homme*, 3ᵉ édit., Paris, 1815, 2 vol.

(4) Georget, *De la folie. Considérations sur cette maladie.* Paris, Grevot, 1820.

(5) Bottex, *Essai sur les hallucinations.* Lyon, 1816.

(6) Matthey, *Maladies de l'esprit.* Paris, 1816.

(7) Bayle, *Mémoire sur les hallucinations*, in *Revue médicale*. Paris, 1825.

(8) Foville père, article *Aliénation*, in Dictionnaire de médecine et de chirurgie pratique. Paris, 1829.

(9) Leuret, *Fragments psychologiques sur la folie.* Paris, 1834.

sensation réellement perçue, alors que nul objet extérieur propre à exciter cette sensation n'est à portée des sens, est dans un état d'hallucination » (1). Cette description d'Esquirol, qui devait être si diversement commentée dans la suite, nous la retrouvons pour ainsi dire intacte de nos jours. Malgré les travaux de Michéa, de Baillarger, de Leuret, de Brierre de Boismont, de Ball, etc., malgré les études des écoles psychopathologiques françaises et étrangères contemporaines, elle apparaît toujours exacte : c'est elle qui figure, seule ou concurremment avec la définition plus concise mais identique de Ball : « L'hallucination est une perception sans objet », dans la plupart des traités actuels de pathologie mentale; c'est elle que nous retrouvons à la base de toutes les discussions, aussi bien philosophiques que médicales, sur l'hallucination.

Ce n'est point dire toutefois que la conception d'Esquirol sur l'hallucination soit restée après lui dogme intangible. Ce fut l'effort de ses successeurs, ce sont les tentatives sans cesse multipliées jusqu'à nos jours pour donner à ce mot d'hallucination une signification de plus en plus précise et rigoureuse, en dégageant peu à peu de l'hallucination proprement dite les autres phénomènes pseudo-hallucinatoires indûment décrits avec elle, qui laissent espérer d'aboutir quelque jour à la définition vraiment scientifique de ce terme. Nous allons essayer brièvement de retracer ces efforts.

Bottex (2), Leuret (3), Lélut (4), Brierre de Boismont (5), Cazauvielh (6) avaient noté déjà, chez certains de leurs malades, des hallucinations de forme assez particulière dont les caractères leur avaient paru s'écarter assez étrangement de ceux des hallucinations habituellement observées : ces malades enten-

---

(1) Esquirol, *Traité des maladies mentales.* Paris, 1838, t. I. p. 80.
(2) Bottex, *Essai sur les hallucinations*, Lyon, 1816.
(3) Leuret, *loc. cit..* p. 155-156, 280-281, 315.
(4) Lélut, *Le démon de Socrate*, Paris, 1836, p. 252, éd. 1846, p. 91.
(5) Brierre de Boismont, *Des hallucinations*, Paris, 1845.
(6) Cazauvielh, *Du suicide et de l'aliénation mentale dans les campagnes*, p. 166. Cité par Baillarger.

daient « des voix très différentes de celles qu'on perçoit par les oreilles et très faciles à distinguer de ces dernières, recevaient des pensées qui leur parvenaient sans bruit, ressentaient des paroles à l'épigastre », etc... Les auteurs rapportaient ces exemples sans longs commentaires ou assimilaient ces symptômes à des hallucinations véritables.

Baillarger, qui avait fait de semblables observations et que semblaient préoccuper aussi les descriptions des « révélations » ou « voix » ou « apparitions » des auteurs mystiques, allait tenter de donner de ces phénomènes une explication plus synthétique. Son mémoire : « *Des hallucinations, des causes qui les produisent et des maladies qu'elles caractérisent,* » présenté à l'Académie de Médecine le 17 décembre 1844 et publié en 1846, marque une date mémorable dans l'histoire des hallucinations. De lui, dérivent en quelque sorte la plupart des travaux postérieurs sur ce sujet, et les faits qu'il envisage, notamment la question des hallucinations psychiques, prêtent encore de nos jours à controverse. Nous examinerons, au cours de ce travail, les discussions auxquelles son mémoire a donné lieu.

On sait qu'après avoir donné des diverses variétés d'hallucinations des descriptions dont la vérité clinique reste toujours frappante, Baillarger, s'appuyant sur la dualité intellectuelle et sensorielle qu'il avait cru reconnaître à la base du phénomène total hallucinatoire, distinguait deux sortes d'hallucinations : « les unes, complètes, composées de deux éléments et qui sont le résultat de la double action de l'imagination et des organes des sens : ce sont les *hallucinations psycho-sensorielles;* les autres, dues seulement à l'exercice involontaire de la mémoire et de l'imagination, sont tout à fait étrangères aux organes des sens; elles manquent de l'élément sensoriel et sont, par cela même, incomplètes : ce sont les *hallucinations psychiques* » (1). Au sujet des hallucinations psycho-sensorielles de Baillarger, et sans envisager ici la question du mécanisme pathogénique qu'il assignait à leur production, on peut dire que l'accord

____

(1) In *Mémoire des hallucinations*, etc., p. 369.

entre les auteurs fut et demeure toujours parfait : on ne saurait dénier à sa première classe d'hallucinations les qualités de l'hallucination proprement dite, telles qu'elles résultent des définitions consacrées. La discussion porta et porte encore sur l'identité ou la non-identité des hallucinations véritables avec les phénomènes, du reste fort divers, qu'il a décrits sous la dénomination générique d'hallucinations psychiques.

Dès 1849, Michéa (1) remarquait déjà : « Admettre, disait-il, des hallucinations dénuées d'apparence objective, des paroles sans bruit, des images sans forme et sans couleur, c'est embrouiller toutes les formes psychologiques. L'hallucination implique toujours et nécessairement l'apparence d'un phénomène concret, d'une réalité matérielle ». Et il proposait, pour désigner les phénomènes analogues aux hallucinations psychiques, d'employer, non point le terme d'hallucination qui prêtait à équivoque, mais la dénomination plus exacte de *fausses hallucinations*. « Elle (la fausse hallucination) est, en effet, ajoutait cet auteur, plus qu'une idée en tant que son objet revêt une forme vive et arrêtée, qui se rapproche beaucoup de l'apparence d'un élément sensoriel ; elle est moins qu'une hallucination vraie, parce que cette forme, si vraie et si arrêtée qu'elle soit, ne va jamais jusqu'à en imposer pour celle d'une perception ».

Cette premi..e objection ne manque pas de justesse, et on doit reconnaître avec Michéa que l'emploi d'un terme commun servant à désigner des faits aussi dissemblables que les hallucinations psycho-sensorielles et les hallucinations dites psychiques pouvait donner lieu à quelque confusion. Toutefois, la renommée de Baillarger assurait pour longtemps à ses conceptions une autorité suffisante à tenir dans l'ombre les arguments opposés aux doctrines du Maître. On peut déjà s'en rendre compte à la lecture des discussions mémorables sur l'Hallucination qui occupèrent en 1855-1856, sept séances consécutives de la Société médico-psychologique (2) : le respect des théories de

---

(1) Michéa, *Délire des sensations*, p. 113-118.
(2) V. *Annales médico-psychologiques*, 1855-1856.

Baillarger en imposa suffisamment à l'assemblée pour qu'elle
ait écarté prudemment et presque systématiquement du débat
un certain nombre de questions *a priori* jugées indiscutables.
Durant cette longue discussion entre personnalités éminemment
compétentes, l'accord s'établit d'ailleurs rarement ; les mots
avaient pour chacun des orateurs des significations si différentes,
de faits identiques étaient tirées des conclusions si opposées,
qu'une entente parfaite paraissait impossible. Il est intéressant
néanmoins de trouver exprimées par divers auteurs des remarques fort importantes pour le sujet qui nous occupe, et nous
allons essayer de résumer, à ce point de vue, les traits principaux
de la discussion.

Une des questions au premier chef passionnante à cette époque,
à savoir si l'hallucination constitue toujours la signature d'un
état mental pathologique, ou si au contraire il peut exister des
hallucinations dites physiologiques, semble plus ou moins
implicitement dominer le débat; et bien des avis exprimés
paraissent refléter plutôt des opinions philosophiques que les
résultats impartiaux de constatations cliniques objectives. D'un
côté, Buchez, Peisse, Brierre de Boismont, Maury, Delasiauve
insistent sur les rapports qui semblent rapprocher l'hallucination
des processus psychologiques normaux, perception ou sensation, représentation mentale ou conception, tâchant à démontrer
qu'entre ces divers phénomènes il n'existe qu'une différence de
degré et non de nature. Un autre groupe constitué surtout par
Adolphe Garnier, Sandras, Baillarger, de Castelnau, Parchappe,
s'efforce au contraire de mettre en évidence les caractères qui
séparent l'hallucination de la perception vraie et surtout de la
représentation mentale, avec laquelle ils se refusent à l'assimiler. En somme, chacun des partis plaçait au premier plan,
soit les rapports d'homologie ou d'analogie qu'ils apercevaient
entre les trois ordres de phénomènes, soit au contraire les signes
distinctifs qui paraissent également devoir les différencier.
A travers la contradiction plus apparente que réelle des formules, il est possible toutefois d'apercevoir les points communs où
l'accord pouvait s'établir, et bien qu'il soit hasardeux de tirer

des conclusions fermes d'un pareil débat, nous résumerons ainsi les résultats qui paraissent ressortir de la discussion :

1° Il existe des différences, mais aussi des rapports d'analogie (surtout psychologique), entre la perception véritable, la représentation mentale et l'hallucination.

2° La perception, phénomène physiologique, correspond toujours à un objet extérieur; elle permet l'acquisition involontaire (de Castelnau) des matériaux dont se serviront ultérieurement la représentation mentale et l'hallucination.

3° La représentation mentale, phénomène normal, physiologique, intérieur, le plus souvent obscur et confus, pouvant cependant parfois acquérir une précision presque objective, est produite par l'exercice volontaire de l'imagination et de la mémoire.

4° L'hallucination qui suppose des sensations antérieurement perçues, est un phénomène non physiologique (Parchappe), involontaire et pathologique (de Castelnau), produit par l'exercice involontaire de la mémoire et de l'imagination, la suspension des impressions externes et l'excitation interne des appareils sensoriels (Baillarger), ayant des attributs d'objectivité qui entraînent les malades à la conviction d'une réalité extérieure, claire et précise (Garnier); il peut exister des hallucinations conscientes, mais les malades feraient toujours la différence entre la représentation mentale proprement dite et l'hallucination véritable.

Notons enfin que la majorité des auteurs paraissaient admettre :

1° Qu'à côté de l'hallucination véritable, psycho-sensorielle, possédant tous les attributs objectifs de la perception sensorielle, existeraient des hallucinations un peu différentes, très proches par leur caractère de la représentation mentale;

2° Que des représentations mentales particulières peuvent, d'autre part, posséder certains caractères qui les rendent très proches de l'hallucination.

Une explication plus précise de ces phénomènes pseudo-hallucinatoires, si complexes d'ailleurs, comme nous le verrons plus loin, devait encore longtemps se faire attendre. Griesinger (1) signale des « hallucinations pâles » à la phase de développement des hallucinations véritables : « Des malades intelligents nous disent souvent qu'au commencement c'est quelque chose d'irréel comme un esprit qui parle en eux-mêmes, ce n'est que plus tard qu'ils entendent réellement parler ». Despine (2) décrit des hallucinations qu'il qualifie d'épigastriques, le sujet les localisant à l'estomac. Cependant, Kahlbaum étudie sous le nom d'hallucinations abstraites, d'*hallucinations aperceptives*, des phénomènes représentatifs involontaires, sans caractère sensoriel vrai, auxquels le sujet attribue cependant un caractère d'objectivité particulier; Hagen (3) désigne sous le nom de *pseudo hallucinations* des états pathologiques, proches du rêve ou de la rêverie, durant lesquels le malade, se croyant en imagination dans telle ou telle situation fictive, se livre à des monologues, à des conversations ou même à une mimique appropriée à ce milieu imaginaire; Hoppe, Stœring, auraient également fait des constatations analogues.

L'étude de Kandinsky (4) sur les *pseudo-hallucinations* et les phénomènes hallucinatoires et représentatifs en général, allait apporter plus de précision à la connaissance de ces phénomènes et permettre d'envisager le problème avec une précision plus scientifique. Examinant tout d'abord les doctrines de Baillarger, Kandinsky se convainquit que cet auteur avait laissé dans l'ombre, en étudiant les hallucinations psychiques, tout un groupe de faits qui auraient pu rentrer dans cette catégorie de phénomènes. En effet, Baillarger, tout en essayant de fonder une classification des hallucinations sur les descriptions des auteurs mystiques, n'avait considéré qu'une partie de ces dernières. Les mystiques distinguent « des locutions et des voix

(1) Griesinger, *Traité des maladies mentales*, Paris, 1865.

(2) Despine, *Du somnambulisme étudié au point de vue scientifique*, Paris, 1880.

(3) Hagen, Une théorie des hallucinations, in *Allg. Zeitschr. f. Psych.*, mars 1868.

(4) Kandinsky, Zur Lehre von den Hallucinationen, in *Archiv f. Psych.*, t. XI, 2ᵉ fasc. Berlin, 1880. — Kritische und klinische Betrachtungen im Gebiete der Sinnentäuschungen, *Centralbl. f. Nerv. u. Psych.* Leipzig, nov. 1884.

intellectuelles qui se font dans l'esprit et dans l'intérieur de l'âme, des paroles et des locutions imaginaires ou imaginatives qui se font dans l'imagination, enfin des paroles et locutions corporelles qui frappent les oreilles extérieures du corps » (1); ils parlent « des odeurs et goûts spirituels et aussi des révélations spirituelles qui n'affectent que l'âme alors que d'autres goûts, d'autres odeurs et d'autres visions n'arrivent qu'aux organes des sens ». Il est curieux de remarquer que Baillarger, faisant abstraction des paroles et des voix intellectuelles, n'ait étudié que les visions et paroles corporelles et les visions et paroles imaginaires qu'il rattachait respectivement à ses hallucinations psycho-sensorielles et à ses hallucinations psychiques. Il écrit même, à la page 170 de son *Mémoire :* « Nous n'avons observé les hallucinations psychiques que pour le sens de l'ouïe et elles ne peuvent guère, en effet, exister que pour ce sens et rarement pour celui de la vue ». A la suite d'observations personnelles, Kandinsky reconnut que les hallucinations psychiques de Baillarger pouvaient, en réalité, intéresser tous les sens. Mais, d'autre part, il se refuse à assimiler ces phénomènes particuliers à des hallucinations véritables, car elles manquent pour lui du caractère qu'il estime essentiel à l'hallucination, à savoir la réalité objective; ce sont des pseudo-hallucinations et non des hallucinations. Reprenant l'étude de l'hallucination en général, Kandinsky montra, en effet, que nombre de phénomènes subjectifs proches de l'hallucination devaient en être séparés, puisqu'ils n'en possédaient pas les attributs indispensables; et dans sa catégorie des perceptions sensorielles subjectives, il envisage séparément :

1° Des hallucinations véritables;

2° Des pseudo-hallucinations proprement dites;

3° Des représentations mentales ou des images simples, issues du souvenir et de l'imagination.

Il admet, pour ces trois groupes d'images subjectives, des

---

(1) Lettres spirituelles sur l'Oraison. Cité par Baillarger, in *Mémoires sur les hallucinations, etc.*, p. 381.

attributs sensoriels et même (notons en passant ce fait signalé par Séglas lui-même) *la liaison des images sensorielles à des idées accessoires motrices;* mais il réserve le qualificatif d'hallucination véritable « aux perceptions subjectives qui apparaissent avec ce caractère de réalité objective qui, dans les conditions ordinaires, n'appartient qu'aux perceptions des impressions extérieures réelles ». Il n'y a pas pour lui de degré d'objectivité des images véritablement hallucinatoires : ou le malade a une hallucination ou il n'en a pas. Dans ce cas, il peut avoir une *pseudo-hallucination.*

Ces pseudo-hallucinations, qui peuvent intéresser tous les sens, sont des perceptions subjectives très vives, possédant des caractères propres aux hallucinations véritables : intensité très grande, détail, perfection, stabilité du tableau, mais manquant au premier chef de la qualité essentielle à l'hallucination : l'objectivité de l'image.

Cependant, bien que Kandinsky délimite rigoureusement les trois ordres de perceptions subjectives que nous avons énumérés plus haut, bien qu'il ait écrit notamment que « jamais, en aucun cas, une représentation mentale ou une pseudo-hallucination ne saurait produire une hallucination par la seule voie d'une recrudescence de tension ou d'intensité », il admet cependant la transformation de la pseudo-hallucination en une hallucination véritable : « Les hallucinations de l'ouïe (délire de persécution), écrit-il (1), sont des pseudo-hallucinations qui, sous l'influence d'une irritation, mais sans centrifugalité (aber ohne Centrifugalität), se transforment en hallucinations réelles dans le sens subcortical de l'ouïe ».

La conception des hallucinations psychiques de Baillarger devait d'ailleurs subir bientôt de nouvelles épreuves. Les hypothèses, jusqu'alors presque exclusivement psychologiques, sur l'hallucination, allaient recevoir une orientation nouvelle, par suite du développement progressif des connaissances anatomi-

---

(1) Cité par H. Meurlot, *Des hallucinations des obsédés.* Thèse de Paris, 1903, p 30.

ques et physiologiques sur les centres nerveux. Déjà Ritti (1), développant la théorie ganglionnaire de Luys sur le rôle des couches optiques, centre du *sensorium commune*, avait essayé de donner une base physiologique à l'étude de l'hallucination. La découverte des centres corticaux, aboutissant à l'éclosion des théories anatomiques sur les localisations sensorielles et motrices et sur la fonction du langage, firent bénéficier les recherches sur l'hallucination de nouvelles et fructueuses hypothèses. Nous ne reprendrons pas en détail l'histoire des travaux de Tamburini (2), de Féré et Binet et surtout de Séglas (3) qui aboutirent à l'isolement, du cadre des hallucinations psychiques de Baillarger, d'une nouvelle catégorie particulière d'hallucinations : les hallucinations psycho-motrices avec leurs variétés psycho-motrices verbales et graphiques. On connaît la théorie d'après laquelle la cause fondamentale de l'hallucination serait un état spécial d'excitation ou d'éréthisme des centres sensoriels corticaux où se perçoivent les impressions reçues par les divers organes et où sont disposées les images mnémoniques sensorielles : images auditives, visuelles, gustatives, olfactiles, tactiles. De même l'excitation des centres moteurs de l'écorce, qui renfermeraient les images motrices, aboutirait à la production des hallucinations motrices. C'est ainsi que, pour les hallucinations du langage intérieur, dont le rôle avait été d'ailleurs soupçonné par Lélut, Ed. Fournié, Max Simon, l'excitation plus ou moins marquée des éléments *moteurs* des images verbales, orales ou graphiques, provoquerait la genèse d'hallucinations motrices, verbales, orales ou graphiques, dont les modalités cliniques ont été magistralement décrites par Séglas (4). On

(1) Ritti, *Théorie physiologique de l'hallucination*. Thèse de Paris, 1874.

(2) Tamburini, La théorie des hallucinations. *Revue scientifique*, 29 janvier 1888.

(3) Séglas, Les hallucinations psycho-motrices verbales. *Progrès médical*, 1888 n. 33, 34; *Le dédoublement de la personnalité et les hallucinations verbales psycho motrices*. Soc. méd. psych., 6 août 1889; *Discussion sur l'hallucination*, Congrès Internat. de méd. mentale, Paris, 1889.

(4) Séglas, *Les troubles du langage chez les aliénés*, 1 vol. Paris, 1892; *Leçons cliniques sur les maladies mentales*, 1 vol. Paris, 1895; *Rapport sur l'hallucination de l'ouïe*, Congrès de Nancy, 1897.

sait que cet auteur a établi, suivant l'intensité des phénomènes, trois degrés de l'hallucination motrice, orale ou graphique. Il distingue :

1° *Des hallucinations verbales kinesthésiques simples*, où « le malade n'a que la sensation de mots prononcés, sans mouvements d'articulation perceptibles », et des *hallucinations kinesthésiques graphiques simples* où le malade a la sensation des mots à l'aide des représentations des mouvements adaptés à l'écriture ;

2° *Des hallucinations verbales motrices proprement dites*, « s'accompagnant de mouvements perceptibles suivant leur intensité, soit pour le malade seul, soit pour l'observateur », et des *hallucinations motrices graphiques proprement dites*, où le malade a la sensation que sa main exécute les mouvements nécessaires à l'écriture ;

3° *Des hallucinations motrices verbales impulsives* ou *impulsions verbales*, où le malade articule nettement les mots, et des *hallucinations motrices graphiques impulsives* ou *impulsions graphiques*, dans lesquelles le malade « se sent poussé par une force intérieure à écrire malgré lui ».

On sait également que cet auteur a insisté sur le rôle des *combinaisons hallucinatoires*, notamment de la combinaison des hallucinations motrices verbales avec les hallucinations auditives, qui font le plus souvent des hallucinations motrices verbales des *hallucinations mixtes* ou *sensorio-motrices* très complexes.

A ce sujet, notons que Séglas, tout en admettant le rôle important de l'excitation des centres moteurs ou sensoriels corticaux dans le mécanisme de production de l'hallucination, se refuse à considérer ce phénomène, tout au moins dans sa forme différenciée, comme « une simple épilepsie des centres sensoriels ou moteurs » ; ainsi qu'il le fait remarquer, « si l'intervention du centre cortical correspondant est évidemment une condition pathogénique nécessaire de l'hallucination, elle n'en est pas la condition nécessaire et suffisante ; « l'hallucination ne doit pas être purement considérée comme un délire des sensations », suivant une expression fréquemment employée. Cela ne peut

— 17 —

s'appliquer qu'à ses formes les plus élémentaires ; mais dans ses formes les plus élevées, elle apparaît comme un phénomène psychologique très complexe, qui suppose l'association d'autres images nécessaires à la constitution de l'idée de l'objet ainsi déterminé, et, par suite, l'intervention, non seulement d'un centre mais d'une série d'autres centres » (1).

On sait la faveur méritée qui a accueilli les conceptions de Séglas sur les hallucinations motrices verbales, et quelle approbation unanime ont obtenue ses vues si ingénieuses. Mais il est du sort de toutes les nouvelles théories de recevoir de disciples fervents une extension trop considérable et de se voir appliquées indûment à des catégories que n'envisageait nullement la pensée de l'auteur. La conception des hallucinations motrices verbales n'a pas échappé à cette fortune, et il n'est pas rare de constater, même de nos jours, aussi bien en France qu'à l'étranger, avec quelle facilité est appliquée la dénomination d'hallucinations psycho-motrices verbales à des phénomènes ne correspondant nullement à cette variété d'hallucinations, et n'ayant même quelquefois d'hallucinatoires que le nom. La confusion provient peut-être de l'erreur suivante : à savoir que Séglas, en décrivant ses hallucinations psycho-motrices simples, avait envisagé *tous* les phénomènes décrits par Baillarger dans sa deuxième classe des hallucinations psychiques. Il est fréquent d'observer, en effet, l'analogie prêtée par maints auteurs à ces deux termes qui sont ainsi indifféremment employés pour désigner des phénomènes considérés comme identiques.

Séglas s'est pourtant nettement expliqué sur ce point, dans une importante communication au IVᵉ Congrès international de psychologie (Paris, 1900) (2) consacrée aux *Phénomènes dits hallucinations psychiques*. Dans cette étude, qui paraît avoir peu retenu l'attention des aliénistes contemporains, peut-être en raison des circonstances qui accompagnèrent sa publication

<hr>

(1) Séglas, In *Séméiologie des affections mentales*, In *Traité de pathologie mentale* de Gilbert-Ballet, p. 211-212.

(2) Comptes rendus du IVᵉ Congrès international de psychologie, p. 553-559. Paris, Alcan, 1901.

Petit　　　　　　　　　　　　　　　　　　2

dans une assemblée composée surtout de psychologues. Séglas indique l'origine de la confusion créée en nosologie mentale par la description trop exclusive des hallucinations psychiques faite par Baillarger. De là vient, dit-il, « suivant les auteurs, l'acception différente, rarement générale, le plus ordinairement restreinte, du terme hallucination psychique devenu presque synonyme de voix intérieures. De là aussi les divergences d'opinions sur la nature de ces phénomènes. En réalité, ajoute-t-il, *il ne peut y avoir une interprétation unique de l'hallucination psychique, qui englobe des phénomènes de mécanisme psychologique et de signification clinique très différents* ». Et il indique alors qu'il est possible tout d'abord de classer les hallucinations psychiques en deux grands groupes : 1° suivant qu'elles se rapportent à des objets ou à des personnes; 2° suivant qu'elles revêtent un caractère verbal.

D'après lui, le premier groupe correspond à ces phénomènes de visions, bruits, odeurs, goûts, purement intellectuels, que l'on observe dans certaines formes psychopathiques et qui ont été décrits par les mystiques. Mais l'image correspondante à ces visions, bruits, odeurs, goûts, — tout en possédant certains caractères propres aux hallucinations véritables : spontanéité, incoercibilité, grande précision sensorielle, détail, perfection et stabilité du tableau, — manque du caractère capital de l'hallucination véritable : l'extériorité; elle ne crée donc pas l'apparence d'une réalité objective, et manque de cet attribut d'extériorité que Baillarger lui-même regardait justement comme inhérent à l'hallucination sensorielle. « Or, dit-il, l'extériorité étant le caractère fondamental de l'hallucination, il n'y a donc pas là hallucination vraie ». Et il propose de ranger ces phénomènes dans la catégorie des *pseudo-hallucinations*, comprises dans le sens de Kandinsky.

Le deuxième groupe comprend les hallucinations psychiques de caractère verbal, que Séglas subdivise en deux catégories différant au point de vue du mécanisme psychologique :

La première se compose de phénomènes qui sont de véritables hallucinations : ce sont les hallucinations verbales motrices, décrites antérieurement par Séglas, qui correspondent *à la plus grande partie* des hallucinations psychiques telles que les a étudiées Baillarger. On sait que l'auteur divise ces hallucinations psycho-motrices verbales d'après leur intensité, en hallucinations verbales kinesthésiques simples et hallucinations verbales motrices vraies; d'après leur complexité, en hallucinations verbales motrices simples (cliniquement), hallucinations verbales motrices mixtes et hallucinations verbales combinées. A ce sujet, Séglas revient encore sur le rôle des centres moteurs de l'écorce dans la production de l'hallucination verbale motrice, rôle nécessaire, mais à lui seul insuffisant à la représentation de mouvements déterminés, combinés, systématisés ou de paroles articulées, que suppose toute hallucination verbale. « Si l'image motrice de caractère hallucinatoire est souvent la seule saisissable par l'analyse clinique (hallucination verbale motrice), elle s'accompagne aussi souvent, ajoute-t-il, d'une autre image verbale, sensorielle, ordinairement auditive, mais plus faible, donnant lieu à un simple phénomène d'audition mentale sans extériorisation, mais pouvant aussi parfois s'extérioriser en même temps que l'image motrice, en donnant lieu à une hallucination combinée ».

Quant à la deuxième catégorie du second groupe, elle comprendrait des phénomènes particuliers consistant en *simples représentations mentales verbales*, auditives ou motrices, associées ou non, voix intérieures ne s'extériorisant dans aucun de leurs éléments constitutifs, et que l'on peut considérer, à cause de leur spontanéité, de leur incoercibilité, de leur précision et de l'absence d'extériorité de la représentation mentale, « comme de véritables *pseudo-hallucinations* spéciales ne différant des premières que par leur objet et leurs éléments constitutifs, en un mot, comme des *pseudo-hallucinations verbales* ». Et l'auteur ajoute : « Cette conversation véritable, cette *hyperphasie vésanique* (Morselli), *diffère de la pensée ordinaire en ce que le malade ne reconnaît pas cette pensée comme sienne et la laisse en dehors de sa conscience personnelle;* elle en diffère encore par l'intensité, la netteté infiniment plus grande des images verbales intéressées. Dès lors, celles-ci peuvent être tout aussi bien auditives que motrices ou visuelles, suivant le sujet et aussi suivant l'affection dont il est atteint. Toutefois, on est bien souvent autorisé à penser, sans pouvoir le démontrer évidemment de façon indiscutable, que la part principale revient à l'image motrice ».

Séglas résume d'ailleurs les données principales de sa communication dans le tableau suivant que nous croyons devoir donner à cause de son importance nosologique :

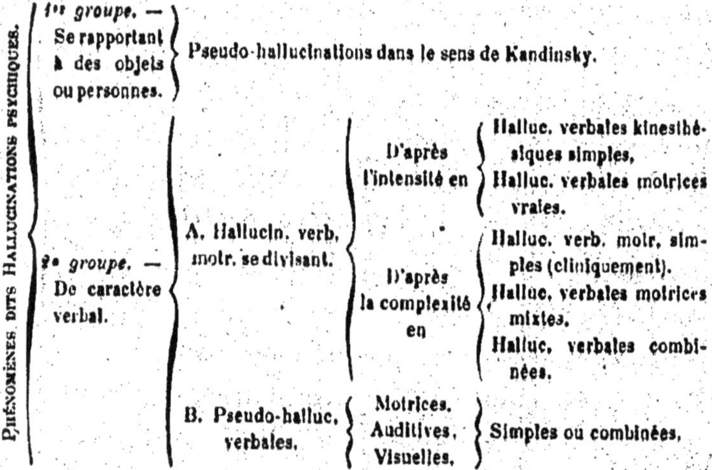

PHÉNOMÈNES DITS HALLUCINATIONS PSYCHIQUES.			
1er groupe. — Se rapportant à des objets ou personnes.	Pseudo-hallucinations dans le sens de Kandinsky.		
2e groupe. — De caractère verbal.	A. Hallucin. verb. motr. se divisant.	D'après l'intensité en	Halluc. verbales kinesthésiques simples, / Halluc. verbales motrices vraies.
		D'après la complexité en	Halluc. verb. motr. simples (cliniquement). / Halluc. verbales motrices mixtes. / Halluc. verbales combinées.
	B. Pseudo-halluc. verbales.	Motrices, Auditives, Visuelles,	Simples ou combinées.

Ainsi, nous avons vu les phénomènes si divers, considérés par Baillarger dans sa classe des hallucinations psychiques, acquérir progressivement, grâce surtout aux travaux de Kandinsky et de Séglas, une signification de plus en plus compréhensive, en même temps que plus limitée. On conçoit que ce terme si extensif d'hallucination psychique qui désignait des faits si disparates, qui englobait notamment, dans son acception la plus générale, aussi bien des hallucinations psycho motrices que des phénomènes n'ayant rien d'hallucinatoires (1), ait contribué à entre-

<hr>

(1) Voir à ce sujet Marandon de Montyel, Les hallucinations psychiques, in *Gaz. hebdom. de méd. et de chir.*, mars 1900; L. Marchand et M. Olivier, Délire chronique par hallucinations psychiques, *Soc. méd. psych.*, 25 avril 1907.

tenir, dans la terminologie psychiatrique, des confusions regrettables. Aussi, dans l'intérêt de la clarté nosologique, Séglas proposait-il fort justement, à la fin de la communication précédente, de le rayer de la nomenclature psychiatrique.

Si l'on adopte les vues de Séglas, en les combinant aux conceptions de Kandinsky, on s'aperçoit aussitôt, nous semble-t-il, de la lumière ainsi projetée sur le problème auparavant si obscur des rapports des hallucinations véritables avec les hallucinations psychiques et les autres phénomènes pseudo-hallucinatoires. Et s'il est permis de synthétiser en quelques définitions générales les résultats des travaux que nous venons d'examiner, nous exposerons de la façon suivante les conclusions qu'il nous paraît actuellement légitime d'en tirer :

A. *Les hallucinations proprement dites.* — 1° L'hallucination, dans son acception la plus usuelle, peut être définie « *une perception sans objet* » (Ball). « *Sa caractéristique est de créer l'apparence d'un objet extérieur actuel qui n'existe pas en réalité* » (Séglas). Cette définition s'applique surtout aux hallucinations psycho-sensorielles : auditives, visuelles, gustatives, olfactives, tactiles (élémentaires ou différenciées), où l'objet extérieur est perçu effectivement par le malade avec tous les caractères de la perception extérieure normale.

2° On désigne sous le nom d'hallucinations de la sensibilité générale ou d'hallucinations cénesthésiques (Tamburini), la perception de sensations imaginaires ou fictives ayant trait à la cénesthésie (sensibilité générale, sensations organiques, sensations internes).

On admet aujourd'hui que ces hallucinations pourraient consister en de simples illusions, c'est-à-dire posséder une base cénesthésique réelle, mais perçue faussement ; mais cette remarque est valable pour toutes les hallucinations, et bien des auteurs actuels reconnaissent, malgré la distinction théorique réelle bien établie par Esquirol entre l'hallucination véritable et l'illusion, qu'il est souvent très difficile de faire le départ, tout au moins clinique, entre ces deux phénomènes. Un plus grave reproche pourrait être fait à la définition de l'hallucination

cénesthésique dont l'objet ne paraît pas avoir les caractères
d'extériorité ou d'objectivation externe nécessaires, par définition,
pour qu'il y ait hallucination véritable. Nous examinerons plus
loin cette objection, à propos de l'hallucination motrice pour
laquelle elle est également valable.

3° Les hallucinations motrices, très proches des phénomènes
précédents, consistent en la perception de mouvements imaginaires partiels ou généraux du corps (Séglas). Ces hallucinations peuvent être indéterminées ou différenciées, et dans ce cas,
intéresser une fonction spéciale, celle du langage, *dans ses éléments moteurs* (Séglas) : c'est l'hallucination verbale motrice,
orale ou graphique, qui consiste dans la perception pathologique de paroles, *sous la forme d'images motrices*, à l'aide des
mouvements adaptés de l'articulation ou de l'écriture.

Ces trois ordres de phénomènes, dont nous venons d'énumérer
les qualités primordiales, paraissent-ils répondre dans leurs
attributs ainsi définis aux deux termes de la définition donnée
habituellement de l'hallucination : perception sans objet avec
objectivation extérieure de cet objet. Pour les hallucinations
psycho-sensorielles, la réponse ne fait aucun doute. Mais le
caractère essentiel d'extériorité ou d'objectivation du phénomène ne paraît-il pas manquer aux deux dernières catégories
d'hallucinations : les hallucinations cénesthésiques et les hallucinations psycho-motrices et surtout psycho-motrices verbales ?

A cette objection, Séglas a répondu, en envisageant surtout
l'hallucination verbale motrice : « Sans doute, l'image hallucinatoire motrice n'est pas localisée dans le monde extérieur.
Sa nature même s'y oppose ; mais qu'il y ait ou non mouvement
concomitant, elle est du moins *reportée excentriquement et localisée à la périphérie de l'appareil vocal (voix labiales, épigastriques, etc.)* » (1). Retenons cette explication qui pourrait également s'appliquer aux hallucinations cénesthésiques : elle nous
permettra de différencier les hallucinations psycho-motrices
verbales proprement dites des autres phénomènes d'automa-

____

(1) Séglas, Commun. sur les phénomènes dits hallucinations psychiques, *loc. cit.*

lisme verbal, *purement représentatifs et sans caractères moteurs excentriques,* que nous étudierons avec les pseudo-hallucinations.

B. *Les pseudo-hallucinations.* — Le terme de pseudo-hallucinations est assez rarement employé dans la littérature psychiatrique contemporaine; et l'on comprend assez cette réserve, étant donné le caractère par trop extensif de cette dénomination qui peut, dans son sens le plus général, s'appliquer indifféremment à des phénomènes fort différents, possédant seulement en commun cette qualité assez vague : une ressemblance approximative avec l'hallucination. Il serait donc nécessaire de définir avec plus de rigueur ce mot de pseudo-hallucination et de préciser les phénomènes qu'il désigne, afin d'éviter l'équivoque que ne manque point d'amener l'emploi d'une terminologie aussi générale. Mais nous n'avons pas la prétention de résoudre ici ce problème, et nous allons simplement essayer d'indiquer les phénomènes si divers qui ont été compris sous cette commune étiquette.

Nous avons vu déjà que les hallucinations psychiques de Baillarger, appelées par Michéa fausses hallucinations, correspondaient, d'une part, aux hallucinations verbales motrices, d'autre part, à des phénomènes pseudo-hallucinatoires, dont les uns sont désignés sous le nom de *pseudo-hallucinations verbales* par Séglas, dont les autres se rapprochent des pseudo-hallucinations de Kandinsky. Bien que ce dernier, comme l'a fait remarquer Séglas lui-même, ait distingué de ses pseudo-hallucinations proprement dites « les voix intérieures et tous les cas d'innervation irrésistible des centres de la parole », l'assimilation des deux phénomènes paraît assez judicieuse, les pseudo-hallucinations verbales possédant des caractères très voisins des pseudo-hallucinations de Kandinsky et ne pouvant, d'autre part, rentrer ni dans le cadre des hallucinations verbales motrices, ni, à plus forte raison, dans celui des hallucinations psycho-sensorielles ou cénesthésiques. Il paraît donc juste d'admettre dans le groupe des pseudo-hallucinations une première variété de faits, correspondant à la définition donnée par Séglas de ses *pseudo-hallucinations verbales.*

A côté de ces phénomènes particuliers ayant trait au langage intérieur, se placent évidemment les *pseudo-hallucinations de Kandinsky*, dont nous avons donné plus haut les définitions si précises.

Quant aux *hallucinations aperceptives ou abstraites de Kahlbaum*, elles paraissent également pouvoir rentrer dans la catégorie de faits que nous envisageons. Bien que Kandinsky les ait rejetées de sa classe de pseudo-hallucinations (car elles ne possédaient pas, à son avis, les attributs de ce qu'il appelait les perceptions sensorielles subjectives, seules envisagées par lui), le caractère d'abstraction de ces phénomènes, leur absence de toute qualité sensorielle, enfin le caractère d'objectivité particulier que leur attribuent les malades, justifient, à notre avis, leur place à côté des autres variétés de pseudo-hallucinations.

Plus différentes nous paraissent les *pseudo-hallucinations de Hagen*. Appelés parfois hallucinations de la mémoire ou du souvenir, ces phénomènes, dont nous avons indiqué plus haut les modalités, paraissent, en réalité, tout à fait distincts des hallucinations proprement dites, comme l'avait déjà soupçonné Leuret. « L'hallucination, disait cet auteur, n'est pas un souvenir ; c'est un objet actuellement perçu ; elle diffère autant et de la même manière du souvenir que la sensation elle-même. J'accorde qu'elle puise ses éléments dans la mémoire, car toute hallucination peut se résoudre en sensation ou en idées antérieures, mais elle crée une existence, elle donne une actualité et, pour celui qui l'éprouve, elle est aussi distincte de la mémoire que, pour nous tous, la mémoire est distincte de la sensation ». — Ces pseudo-hallucinations ne semblent d'ailleurs pas davantage se rapprocher des autres phénomènes pseudo-hallucinatoires que nous avons signalés, et l'on pourrait, à notre avis, les séparer des groupes précédents en les rapprochant plutôt, comme nous essayerons de le montrer plus loin, de ces faits d'automatisme exclusivement imaginatif décrits récemment par Dupré et Logre.

Enfin, nous signalerons seulement certains autres phénomènes considérés aussi par les auteurs comme des pseudo hallucinations. Tels sont, par exemple, certains phénomènes de paramnésie où les éléments d'une perception véritable sont reconnus faussement par le sujet comme nouveaux ou, au contraire, comme déjà perçus par lui; les faits d'apparition spontanée d'images, localisées vaguement dans l'espace, mais reconnues comme différentes de la perception véritable et distinguées des objets réels : certaines hallucinations hypnagogiques, les faits de vision dans le cristal, certaines hallucinations des hystériques, etc., ne seraient ainsi, en réalité, que des pseudo hallucinations (1).

Mais la discussion des divers caractères particuliers de ces derniers phénomènes nous entraînerait trop loin du sujet plus précis que nous nous sommes imposé. Nous voulons, en effet, surtout envisager dans cet essai cette catégorie plus spéciale de pseudo hallucinations que nous avons précédemment essayé d'isoler des hallucinations psychiques de Baillarger, que nous avons retrouvées analysées et décrites plus minutieusement dans la suite par Kahlbaum, Kandinsky et Séglas. Ces faits, étudiés par les auteurs précédents dans leurs modalités respectives et dans leurs nombreuses variétés, sous les dénominations si diverses d'hallucinations psychiques, d'hallucinations apperceptives et de pseudo-hallucinations, nous ont paru pouvoir se réduire en un groupe unique et se classer, en raison de leurs nombreuses analogies et ressemblances, sous une commune dénomination. Nous allons essayer d'indiquer les attributs essentiels, les caractères distinctifs et les variétés cliniques et psychologiques de ces phénomènes que, pour la commodité de l'étude et tout en les rattachant aux pseudo-hallucinations, nous avons désignés sous le terme générique de *représentations mentales automatiques apperceptives exogènes*, ou plus brièvement *d'autoreprésentations apperceptives* (2).

----

(1) V. à ce sujet, Jastrow, *La subconscience*, traduction française, Alcan, 1908, p. 343-347; Janet, *État mental des hystériques*, p. 414-471; Morton-Prince, *Dissociation d'une personnalité*, Alcan, 1911, p. 85-88.

(2) O. Petit, *Sur une variété de pseudo-hallucinations : les autoreprésentations mentales apperceptives dans les délires hallucinatoires chroniques*, Communication au XXIIe Congrès des aliénistes et neurologistes, Tunis, 1-7 avril 1912.

CHAPITRE II

SUR UNE VARIÉTÉ DE PSEUDO-HALLUCINATIONS : LES REPRÉSENTATIONS MENTALES AUTOMATIQUES, APERCEPTIVES ET EXOGÈNES (AUTOREPRÉSENTATIONS APERCEPTIVES). ÉTUDE SYNTHÉTIQUE DE LEURS CARACTÈRES ESSENTIELS ET DE LEURS MODALITÉS PRINCIPALES D'APRÈS UNE OBSERVATION CLINIQUE.

Nous désignons, sous la dénomination générique de *représentations mentales automatiques, aperceptives et exogènes (autoreprésentations aperceptives)*, un groupe de phénomènes pseudo-hallucinatoires consistant en *représentations mentales* (1) de modalités assez particulières, qui présentent d'abord en commun les trois caractères suivants :

1° D'être *automatiques*, c'est-à-dire de surgir spontanément et involontairement dans la conscience du sujet qui ne peut ni s'opposer à leur production, ni les modifier, ni les faire disparaître ou les éloigner du champ de sa conscience;

2° De s'imposer au malade *directement*, en tant que *phénomènes subjectifs immédiats*, le sujet niant, pour expliquer leur apparition, toute intervention d'éléments sensoriels, moteurs ou cénesthésiques intermédiaires interposés entre le monde extérieur et sa conscience. *Ces représentations manquent donc d'un des attributs de la perception externe, la sensation; elles sont aperçues immédiatement dans sa conscience par le sujet.*

---

(1) Nous prenons ce terme de représentation mentale dans le sens habituel très général de fait représentatif, c'est-à-dire « ce qui est dans l'esprit à titre d'objet pensé »; le fait représentatif pouvant consister aussi bien en états affectifs proprement dits qu'en images ou concepts.

C'est dans ce sens que nous entendons que ces représentations
sont *aperceptives* (1).

8° D'être considérées par le sujet, bien qu'elles manquent de
toute spécificité sensorielle, motrice ou cénesthésique, comme
des créations exogènes étrangères par leur origine à son Moi
conscient et créateur.

Ces représentations mentales possèdent donc en commun ce
triple caractère d'être automatiques, aperceptives et exogènes.
On pourrait les désigner sous la dénomination assez longue de
représentations mentales automatiques, aperceptives et exogènes;
pour plus de brièveté, nous les appellerons plus simplement
autoreprésentations aperceptives.

Nous n'avons pas besoin d'ajouter que si nous avons adopté
cette dernière dénomination qui peut, sans aucun doute, prêter
facilement à la critique, c'est uniquement à cause de sa brièveté
synthétique. Nous n'avons jamais eu, en effet, la prétention
d'enrichir encore d'un néologisme la terminologie psychiatrique
déjà si étendue. Peu nous importe le qualificatif appliqué aux
phénomènes que nous envisageons ici, si l'on veut bien admettre avec Séglas, dont nous rapportions plus haut l'opinion, que
le terme trop extensif d'hallucinations psychiques ne saurait
continuer à désigner seul des phénomènes aussi différents que
ceux qu'il embrasse, et si, d'autre part, on veut bien reconnaître,
comme nous avons essayé de le montrer ci-dessus, que l'unique
dénomination de pseudo-hallucinations qui comprend, dans son
acception la plus générale, des faits très dissemblables, ne
saurait seule servir à désigner une catégorie plus particulière
de ces faits.

Nous avons limité, en effet, notre étude sur les pseudo-hallucinations aux seules représentations pseudo-hallucinatoires

---

(1) Le terme de aperception a été compris par les philosophes dans des acceptions
assez diverses. Nous entendons seulement indiquer par cette dénomination de aperceptive que les représentations que nous envisageons ici manquent des caractères de
la perception externe. C'est dans ce sens que Kahlbaum a désigné sous le nom d'*hallucinations aperceptives* des phénomènes pseudo-hallucinatoires analogues à quelques-
uns de ceux que nous décrivons ici.

possédant en commun les trois attributs essentiels que nous venons d'énumérer. Et, parmi ces phénomènes, l'observation clinique nous a permis de distinguer trois catégories d'auto-représentations aperceptives, différentes par le contenu ou l'expression des représentations :

1° Des représentations mentales automatiques, consistant en *images sensorielles, motrices simples ou cénesthésiques*, auxquelles le sujet attribue une origine indépendante de sa personnalité psychique, sans qu'il fasse intervenir cependant un élément sensoriel, moteur simple ou cénesthésique *objectif*;

2° Des représentations mentales automatiques, portant uniquement sur des idées *formulées verbalement*, auxquelles le sujet attribue également une origine indépendante de sa personnalité psychique, *sans qu'il accuse cependant l'existence simultanée d'un élément moteur*, périphérique ou central, non décelable, d'autre part, par l'examen clinique objectif;

3° Des représentations mentales automatiques, consistant en idées particulières ou générales, en tendances ou en volitions plus ou moins complexes, en sentiments plus ou moins précis ou plus ou moins vagues, *non formulés verbalement*, et non rattachés au Moi par le sujet qui les considère comme des faits psychiques étrangers à sa propre personnalité.

Ces trois catégories de représentations mentales, qui peuvent être simples ou complexes, vives ou ternes, stables ou fugitives, présentent donc en commun, et nous n'insisterons pas davantage sur ce point, les trois attributs que, par définition, nous considérons comme essentiels à ces phénomènes, c'est-à-dire qu'elles sont automatiques, aperceptives et exogènes. Si le premier et le dernier de ces caractères les rapprochent des hallucinations proprement dites, le second les en différencie, à notre avis, suffisamment, comme nous l'indiquerons ultérieurement avec plus de détails, pour que ces phénomènes, qui possèdent ainsi des analogies et des différences avec les hallucinations, puissent être considérés comme rentrant dans le groupe général des pseudo hallucinations.

D'ailleurs, si l'on examine déjà les définitions que nous avons données des trois catégories d'autoreprésentations aperceptives, il nous semble qu'on y peut retrouver aussi bien une partie des faits décrits par Baillarger dans ses hallucinations psychiques, que les divers phénomènes pseudo hallucinatoires plus particulièrement étudiés par Kahlbaum, Kandinsky et Séglas. C'est ainsi que le premier groupe correspondrait approximativement aux pseudo hallucinations proprement dites de Kandinsky, le second aux pseudo-hallucinations verbales de Séglas, le troisième enfin aux faits désignés par Kahlbaum sous le terme d'hallucinations abstraites ou aperceptives.

Cette comparaison ressortira mieux, croyons-nous, en nous évitant d'inutiles redites, de l'analyse psychologique des autoreprésentations aperceptives que nous tenterons d'esquisser plus loin, en même temps que nous essayerons de différencier ces phénomènes des autres symptômes voisins avec lesquels ils pourraient se trouver confondus.

Mais avant d'aborder ce point de notre travail, nous croyons utile de donner, pour illustrer les définitions précédentes, une observation clinique où l'on retrouvera, décrits spontanément par notre malade, la plupart des faits que nous venons seulement de brièvement indiquer.

OBSERVATION I (Service du Dr L. MARCHAND)

Délire systématisé de persécution (d'influence psychique), ayant débuté il y a environ quinze ans, et développé actuellement à l'aide d'interprétations délirantes, de récits imaginaires et de pseudo-hallucinations (autoreprésentations aperceptives de diverses catégories). Réactions dangereuses. Conservation de l'activité intellectuelle sans déficit affectif apparent.

Mlle C..., 33 ans, entre en 1911 à la Maison de Charenton, venant d'une autre maison de santé d'où elle est transférée avec le certificat suivant : « Est atteinte de délire systématisé avec interprétations et fabulations multiples, hallucinations psychiques, réactions violentes, conservation de l'activité intellectuelle. Mlle C... qui, dès l'enfance, fut initiée aux sciences occultes, se croit actuellement dominée par

un individu qui agit sur elle par l'hypnose, la suggestion, la lecture
et la transmission de la pensée; elle éprouve tout ce qu'il ressent, et
surtout des spasmes génitaux, de préférence à l'approche des règles.
Il l'a d'ailleurs violée plusieurs fois, ajoute-t-elle; il lui a communiqué
des accidents tertiaires d'avarie et a provoqué chez elle un abaisse-
ment de la plèvre. Elle fait jouer à ce persécuteur le principal rôle
dans les accidents et les crimes dont elle a entendu parler ou les
faits divers qu'elle a lus; elle assure qu'il a inspiré les mémoires du
général André et divers contes du *Journal* qui renferment des allusions à ce sujet. La suggestion lui a révélé le nom de ce personnage
imaginaire ainsi qu'une généalogie compliquée et des parents fantai-
sistes. Sa propre mère et un professeur du Collège de France sont
devenus les complices de cet homme, par crainte d'un chantage à
propos d'avortement ancien. Enfin, elle reconnaît ce persécuteur
grimé de différentes façons dans son entourage immédiat; à la
maison de santé de V..., où elle fut placée précédemment, c'était le
médecin adjoint; à X..., c'est l'interne du service : elle s'est livrée
contre ce dernier à une agression préméditée, lui cassant un pot à
eau sur la tête; elle profère encore contre lui des menaces de mort.
Cette malade est donc dangereuse en raison de la persistance de sa
lucidité et de son intelligence, et surtout à cause de l'activité de son
délire qu'elle local... sur une seule personne de son entourage, alors
qu'elle reste do..., douce et bienveillante à l'égard de toutes les
autres (D' C...) ».

Les deux certificats fournis à son arrivée à Charenton sont ainsi
conçus :

« *Certificat de 24 heures*. — Est atteinte de déséquilibre mental
avec délire de persécution; interprétations fausses, hallucinations
psychiques et psycho-motrices; hallucinations auditives probables.
Elle est suggestionnée par un individu qui est un contre-espion.
Réactions dangereuses contre ses persécuteurs supposés » (D' M.).

« *Certificat de quinzaine*. — Présente un délire systématisé de persécution avec hallucinations psycho-motrices incessantes; on la suggestionne par pensées, on parle dans sa tête, on la fait agir malgré
elle. Troubles de la sensibilité générale et notamment de la sphère
génitale. Hallucinations olfactives et gustatives. Quelques rares hal-

lucinations de l'ouïe. Raptus dangereux commandés par ses troubles psycho-sensoriels » (Dr D.).

Les antécédents héréditaires et collatéraux de la malade sont assez chargés. La mère, âgée de 63 ans, a souffert toute sa vie de névralgies diverses et avoue toujours avoir été « nerveuse » ; elle s'est livrée autrefois assez fréquemment, mais non d'une façon systématique, à des pratiques de spiritisme (évocation des esprits, typtologie, tables tournantes) auxquelles elle a initié sa fille ; elle croit à la transmission de la pensée, à l'existence de la sorcellerie et à l'influence malfaisante de médiums et d'envoûteurs ; aussi ne saurait-on s'étonner de la voir partager en partie le délire filial et attribuer à des suggestions néfastes les troubles survenus chez Mlle C... ; bien qu'elle admette jusqu'à un certain point la nature pathologique de la plupart des symptômes morbides constatés chez sa fille, elle est absolument persuadée cependant que la maladie mentale de son enfant a été provoquée par les agissements occultes d'hypnotiseurs malfaisants, et que Mlle C... sert de « sujet magnétique ». Le père, âgé de 68 ans, n'est pas spirite et ne partage pas les croyances de sa femme ; il présente quelques signes de sénilité cérébrale. Un frère de la malade a été atteint de « neurasthénie », et contraint d'abandonner ses affaires. La grand'mère maternelle a présenté des « accès de tristesse », mais n'a pas été internée. Le grand-père paternel est mort d'hémiplégie cérébrale. Une tante maternelle a été internée.

Antécédents personnels. — Née à terme. Pas de maladies graves, pas de convulsions durant l'enfance. Développement physique et intellectuel normal. Réglée à 13 ans. Fait de bonnes études, montre assez de goût pour la musique, le dessin et la peinture. Etait considérée par son entourage comme d'une intelligence au-dessus de la moyenne. Très gaie, très enjouée, de caractère un peu moqueur, « gavroche » même, bien que très affectueuse et très sociable ; avait beaucoup d'amies dont elle savait se faire aimer. Cependant a toujours été un peu irascible, impulsive. Pas d'obsessions ni d'impulsions vraies. Pas de jalousie vis-à-vis de ses frères. Pas de mysticisme. Pas d'habitudes génitales vicieuses. Conduite irréprochable. Les parents affirment que leur fille n'avait nullement le caractère imaginatif ou romanesque ; elle était plutôt « positive », et a refusé à trois reprises de se marier à cause de considérations pécuniaires ; elle parut prendre gaiement son parti de ses échecs matrimoniaux, disant en riant que, puisqu'elle n'aurait pas d'enfant, elle allait se consacrer à l'art. Elle aurait commencé à l'âge de 18 ans à s'occuper d'occultisme avec sa mère, faisant tourner les tables, interrogeant les esprits ; mais il semble que la jeune fille n'ait pas été à cette époque une spirite très fervente, car il lui arrivait de rire des pratiques étranges et de la fantaisie parfois assez amusante des esprits.

Histoire de la maladie. — A l'âge de 20 ans, à la suite d'une discussion familiale à laquelle elle avait assisté et qui l'aurait vivement émue, elle tombe dans un « état de faiblesse » et de « dépression nerveuse » qui dure près d'un an. Puis, comme elle avait obtenu quelques succès aux expositions de sa ville natale, elle décide sa famille à la laisser venir à Paris suivre les cours de l'Ecole des Beaux-Arts. A Paris, elle continue à être triste, nerveuse, irritable, hypocondriaque, reçoit déjà à cette époque les soins d'un médecin aliéniste pour ses troubles « nerveux », et se décide au bout de quelque temps à revenir dans sa famille. Elle reste quelque temps plus sombre, moins sociable, plus réservée, puis reprend ses occupations et ses relations mondaines antérieures.

Le début des troubles mentaux dans la forme actuelle remonterait, d'après l'entourage, à une dizaine d'années. La malade avait alors 24 ou 25 ans. A cette époque, Mlle C... devient plus « nerveuse » ; elle se plaint par moment qu'elle ne peut plus penser, que sa tête est vide..., on lui dit qu'il fallait qu'elle dorme... Elle accuse une dame X..., qui, au cours d'une visite, l'aurait endormie profondément (conviction partagée par la mère) et l'aurait magnétisée... Elle part alors pour quelques mois, chez un de ses parents, à Londres, où elle aurait assisté à des séances de spiritisme, des apparitions de spectres et de fantômes ; elle revient chez ses parents, plus sombre, plus triste ; elle pleurait par instants et avoue un jour brusquement à sa mère qu'elle a été contaminée à Paris, au cours d'un sommeil hypnotique, et qu'elle est atteinte de syphilis ; comme preuve de ce qu'elle avance, elle indique de légères rougeurs cutanées qu'un examen médical effectué à cette époque aurait montré dépourvues de toute signification spécifique (sa conduite privée aurait été d'ailleurs

toujours irréprochable). Elle se met alors à faire tourner les tables
d'une façon systématique, malgré les avertissements de sa famille,
disant, quand on l'interroge, qu'elle communique, non pas avec les
esprits, mais avec les vivants. Elle dit aussi qu'elle a des « rêves pré-
monitoires » et qu'elle connaît ainsi tout son avenir. Puis elle cesse
ses pratiques spirites, déclarant qu'il lui est possible de correspondre, sans le procédé des tables, avec « ceux qui la suggestionnent
mentalement ». A cette époque (il y a environ sept ans), elle dort à
peine, se plaint d'être tourmentée par la suggestion d'un inconnu,
nommé L..., qui lui a déclaré mentalement qu'elle était en son pouvoir et qu'il allait venir la demander en mariage. Au bout de quelque
temps, la suggestion se fait sentir dans la sphère génitale. Malgré
les observations et les supplications de sa famille, Mlle C... part alors
pour l'étranger où L... doit l'attendre, dit-elle, pour l'épouser. Elle
avoue qu'elle est dans un état perpétuel d'hypnose, provoqué par
L... A son retour, elle refuse de consulter un médecin appelé par sa
famille. Il est à noter cependant que, jusqu'à il y a quatre ans, la
conduite extérieure de Mlle C... paraissait normale ; elle dissimulait
fort bien son délire à ses amies et connaissances, restant gaie et
enjouée en public, continuant ses relations mondaines d'une façon
suivie. Elle se serait seulement ouverte des persécutions dont elle
était l'objet à ses parents et à une amie très intime. A ce moment,
l'entourage de Mlle C..., affirme la mère, aurait remarqué que celle-
ci jouissait d'un certain pouvoir de divination : elle aurait prévu des
événements réellement survenus dans la suite, elle aurait indiqué à
l'avance aux courses le nom des chevaux gagnants, etc.

Mais, deux ans environ avant l'internement, la conduite de Mlle C...
devient de plus en plus étrange. Tourmentée par ses suggestions
génitales, elle se met tout à coup à chanter à haute voix, à pousser
des cris « par raison, disait-elle, car cela ébranlait à distance le cerveau de la personne qui se mettait en contact avec le mien par
l'hypnose, et faisait cesser momentanément la suggestion... ». La
nuit, elle se réveille brusquement, prononce des mots grossiers
« d'une voix masculine » et fait des gestes obscènes « comme un
homme ». Elle commence à éprouver de la méfiance à l'égard de
certains membres de sa famille, raconte à quelques amies une partie

de son délire, « des choses extraordinaires... » avoue sa mère. C'est dans ces conditions que sa famille se décide à la faire interner, en 1910, à la maison de santé de V..., puis à la maison de santé de X... où, à la suite de l'attentat commis sur son persécuteur supposé, elle est transférée à Charenton.

Examen direct. — A son entrée, Mlle C.. se présente à notre examen avec une attitude bienveillante, nullement hostile et méfiante, comme celle qu'affectent le plus souvent les persécutés ; elle nous expose avec beaucoup de détails, et dans des termes très clairs et très précis, toute l'histoire de son délire, histoire extrêmement complexe et fort longue que nous résumerons ici, en insistant seulement sur les faits en rapport avec le mécanisme psychologique proprement dit du délire.

Mlle C... raconte que, depuis plusieurs années, depuis environ son retour de Paris (c'est-à-dire depuis près de quinze ans), elle est en butte à la *persécution hypnotique* d'un nommé L... qui agit sur son esprit par la suggestion à distance. Ce nommé L... est un contre-espion qui est intervenu, sous des noms divers, dans certains procès militaires récents, et dans certaines affaires d'espionnage... Elle l'a reconnu, grimé de façon variable, dans de nombreuses personnes de son entourage, soit avant son internement, soit depuis lors, notamment à la maison de santé de X... où il jouait le rôle d'interne et où il l'a obligée à le frapper. A Charenton, il s'est caché successivement sous l'apparence d'un interne, puis d'un médecin adjoint. Elle fait intervenir ce M. L..., dans divers épisodes réels ou imaginaires de sa vie : elle croit, par exemple, qu'un jeune acrobate aperçu dans un cirque, qu'un noyé rappelé à la vie et dont elle a gardé le souvenir depuis son enfance, constituent des aspects différents d'une seule et même personne, M. L..., aux différents épisodes de son existence mouvementée. Après avoir cherché à épouser Mlle C..., M. L... l'a fait interner et maintenir dans une maison de santé, grâce à la complicité d'une personne de sa famille et dans le but de l'empêcher de témoigner dans un procès d'espionnage qui doit s'ouvrir prochainement, et où il est gravement impliqué. L... aurait voyagé à diverses reprises avec la malade, l'aurait violée après l'avoir endormie avec du chlorure d'éthyle, sous un tunnel, et l'aurait fait avorter, toujours en état d'hypnose, quelques mois après, etc.

Ces récits, étendus à l'extrême, M⁰⁰ C... les raconte complaisamment, donnant de bonne grâce des détails extrêmement précis sur les circonstances qui les amenèrent ou les accompagnèrent. Le fond de ces drames divers, auxquels M⁰⁰ C... prétend avoir été mêlée, paraît reposer tantôt sur des faits réels diversement interprétés, tantôt sur des créations uniquement imaginaires de son esprit, confirmées d'autre part en partie pour la malade, et par l'interprétation secondaire d'évènements réels (une perte de sang, par exemple, le jour de l'avortement supposé), et par le contenu des *suggestions mentales* dont M⁰⁰ C... est, prétend-elle, incessamment l'objet de la part de son persécuteur. C'est sur la nature de ces suggestions que nous avons interrogé la malade, et nous donnons simplement les renseignements oraux et écrits qu'elle nous a complaisamment communiqués sur ces phénomènes, nous contentant de grouper pour plus de clarté les faits qui nous ont paru du même genre.

Le persécuteur de M⁰⁰ C..., le nommé L..., agit sur son esprit par la suggestion mentale, l'hypnose, la lecture et la transmission de la pensée...; il lui donne des impressions et des suggestions... à distance... directement dans son esprit... « C'est comme un cerveau qui pense à la place du mien ».

a) *Autoreprésentations aperceptives du 1ᵉʳ groupe.* — « L... me donne des images diverses, des images de choses, de gens ou d'événements que je connais déjà, ou qui me sont inconnus..., par exemple, l'image d'un paysage que je n'ai jamais vu... Quelquefois, ce sont des images obscènes ou ordurières... C'est d'autant plus curieux, ajoute la malade, que je n'ai pas d'imagination visuelle, ce qui m'a beaucoup gênée pour le dessin et la peinture... Ce sont des images le plus souvent comme ouatées..., je ne les confonds pas avec la réalité comme les illusions de la vue qu'il me donne en rêve (en rêve, je vois avec plus de vigueur, les images sont plus nettes). Quelquefois cependant, surtout au réveil, le matin, ce sont des images vives, colorées, mobiles..., mais cela se passe toujours dans mon esprit; jamais je ne sens cela devant ou autour de moi... Cela se passe dans mon cerveau et je les vois mieux les yeux fermés... *C'est de la suggestion par impression..., les sens n'interviennent pas...* C'est analogue aux images des souvenirs, mais de souvenirs qui ne seraient pas mes souvenirs..., de souvenirs inconnus de moi... Quelquefois cependant, Il me refait l'image de ce que je viens de voir... Il me donne l'impression de scènes tragiques, de drames, d'événements romanesques, car Il est très imaginatif, ce qui m'a toujours manqué ».

« Par la transmission de la pensée, Il me donne aussi l'illusion de sentir... des suggestions d'odeur... Quelquefois, c'est à s'y méprendre ; mais le plus souvent, c'est comme dilué par le brouillard ou comme au bord de la mer, par un grand vent... Ce ne sont pas de véritables odeurs que je sens, ce sont des *impressions d'odeurs*... Je sais très bien que c'est *en imagination* qu'Il me les envoie, mais je me rends très bien compte de ce qu'Il m'envoie : odeur de vomi, odeur de tabac, d'opium... Il a brûlé beaucoup de papier l'autre jour... et je sens quand Il va aux cabinets. Il me donne des impressions de goûts, de souvenirs... J'ai le goût de ce qu'Il mange, la saveur du bromure notamment qu'Il doit absorber, car Il a certainement des crises épileptiques. Par moment, je ressens en imagination la trépidation convulsive de ses muscles... et puis un abattement nerveux, une torpeur... La nuit, quand Il me réveille, Il me donne un mouvement comme la bobine de Rhumkorff... Quelquefois, pour m'empêcher de parler, Il me serre brusquement les mâchoires. Je ressens la sensation béate qu'Il éprouve quand Il fume l'opium... et dans ses heures sexuelles, Il me force à participer à sa sensualité en me donnant des impressions vicieuses génitales qu'Il me fait éprouver en même temps que lui les éprouve. Il est plein de vices et quand Il a des rapports sexuels, je m'en doute, mais ce n'est pas la même chose que quand Il m'a violée réellement sous le tunnel. Par l'action magnétique, Il agit aussi sur mes organes : Il m'a abîmé le cœur et descendu la plèvre (Il me l'a dit en pensée) ».

b) *Autoreprésentations aperceptives du 2ᵉ groupe.* — « L.... communique avec moi par la *parole mentale*. Il me fait penser des phrases malgré moi... Ce ne sont pas des phrases que j'entends... Je les sens se formuler dans mon cerveau, souvent mot par mot, phrase par phrase, distinctement... Je n'entends pas le son de sa voix, ni le timbre, mais je fais la différence entre sa cérébralité et la mienne. Je n'ai jamais eu la sensation qu'Il parlait par ma bouche... Cela passe toujours par mon cerveau... Parfois, quand je veux parler, Il fait une pression sur le cerveau, je reste muette, je ne trouve plus mes mots, ou bien Il me fait parler à côté de la question, en embrouillant mes phrases et en me suggérant des mots inopportuns. D'autres fois, *Il me donne par impression la suggestion de sa pensée...* Je sens comme une force qui pèse sur mon cerveau et Il m'envoie ses idées par impression... C'est comparable à une lecture que l'on ferait, mais les idées de la suggestion au lieu d'être lues me sont envoyées directement par la transmission de la pensée (c'est seulement dans les rêves qu'il m'envoie la nuit qu'il me donne des sensations auditives). Je ne l'entends pas, je le perçois mentalement. Imaginez un téléphone sans son... Supposez qu'on lit... C'est comme une lecture sans livre, un langage sans paroles et sans bruit. Il me parle pour ainsi dire sans paroles... C'est le propre de la suggestion ».

c) *Autoreprésentation du 3ᵉ groupe.* — « Il m'envoie des pensées fugaces qui traversent tout à coup mon esprit : à peine ai je le temps de les apercevoir... C'est un bouillonnement de pensées qui s'éteignent aussitôt. Il me donne des pensées et des idées masculines. Quelquefois Il m'envoie des idées musicales, car Il est très musicien... C'est d'autant plus bizarre que je n'ai aucune imagination musicale. Parfois, Il me fait éprouver une sorte de jouissance physique, une sorte de plaisir anormal, nerveux, comme les gourmands quand ils goûtent... D'autres fois, ce sont des chocs sentimentaux ou des impressions atroces d'attente de je ne sais quoi, des frayeurs sans motif qui me laissent angoissée... ou des sensations d'ivresse... de volupté charnelle, satisfaite et béate... une sensation de lassitude et d'écœurement... une sensation d'appétit... Quelquefois des ivresses pures, des jouissances intellectuelles, car Il est très cultivé... C'est une impression vague, nostalgique, comme quand on lit du Loti... Ça se rapproche des impressions artistes qu'on a devant les tableaux, les paysages... C'est subtil à expliquer... Quand Il sent une fleur, j'en éprouve le charme. Par la *suggestion d'actes,* Il prend ma volonté de penser... Il me pousse à commettre des actes inconvenants, stupides, quelquefois absurdes, ou des actions que je réprouve. Je peux quelquefois y résister, mais je suis souvent obligée de céder. Il me fait accomplir des maladresses, des actes inconsidérés, Il m'a fait faire un jour deux fois le tour de Paris par le chemin de fer de ceinture... Je ne pouvais pas descendre du train, sa volonté m'immobilisait; une autre fois, Il m'a fait errer toute la nuit dans les rues de X...; Il a essayé de me faire frapper ma mère et m'a obligée à le frapper lui-même, à X..., et à frapper sans raison un enfant. Je fais des gestes fébriles... Ma volonté d'agir n'est plus à moi... C'est comme une *emprise* sur mon cerveau et sur ma volonté. C'est ainsi que, sans avoir aucun désir sexuel, il me donne quelquefois l'envie de me masturber... ou bien Il arrête un désir que j'ai : travailler, peindre ou lire... ».

« Il me donne des jugements... Il force souvent mon jugement quand je voudrais juger par moi-même ».

« Quelquefois, Il pratique la *suggestion par amnésie (sic)* : Il vole ma pensée... Il me donne une amnésie des faits... Je ne me rappelle plus ce qu'un instant avant j'évoquais sans peine ».

« Il me donne aussi des sentiments de crainte... ou de haine qui ne sont pas les miens... une désaffection subite pour mon frère ou ma mère, que cependant j'aime tendrement ».

« Au début, ajoute Mlle C..., je croyais que tout cela c'était une affaire de mon cerveau... Je sais depuis longtemps maintenant que, par la suggestion, Il peut substituer sa propre mentalité à la mienne. Je sens sa mentalité propre qui s'impose à la mienne... C'est *l'emprise*... C'est difficile à décrire avec des mots... C'est comme une force qui vous pénètre et vous envahit votre cérébralité... Quand Il me refait une impression au cerveau, je sens la force de sa pensée... *C'est comme un cerveau qui vit à la place du mien...* Je pense, par la suggestion, ce que je n'ai pas envie et ce que je ne veux pas penser ».

« Dans la *lecture de la pensée*, je sens qu'Il perçoit ce que je pense. J'ai le sentiment qu'il connaît ma pensée. C'est comme pendant une lecture, lorsqu'on sent que quelqu'un lit en même temps derrière votre dos, sans pourtant l'avoir aperçu ou entendu réellement... Et puis, Il répond souvent mentalement à mes pensées les plus secrètes; Il n'ignore rien de moi-même ».

Ajoutons que, bien que Mlle C... affirme souffrir atrocement des persécutions morales et physiques (son internement) auxquelles elle est en butte de la part de L..., bien qu'elle prétende que son esprit est, pour ainsi dire, sans cesse en communication hypnotique et télépathique avec son persécuteur tyrannique, sa conduite extérieure et ses réactions habituelles à l'Asile n'offrent rien de particulièrement étrange. En présence des médecins, des infirmières ou des autres malades lucides, Mlle C... gaie, consciente et avenante, sait fort bien laisser de côté ses préoccupations délirantes, causer agréablement et parfois très spirituellement sur des faits absolument étrangers à ses convictions morbides. Elle correspond assidûment avec sa famille et ses amies d'autrefois, qu'elle n'a pas oubliées et qu'elle accueille toujours très cordialement. Bien qu'elle demande sans cesse sa sortie, car elle estime son placement à l'Asile parfaitement injustifié, elle a su s'adapter rapidement à ce milieu hospitalier tout spécial : très sociable, elle rend à d'autres malades, dont elle a su se faire des amies, des services très appréciés, et est considérée par ses compagnes d'internement comme l'aimable boute-en-train de toutes les fêtes et réjouissances qu'elle organise avec beaucoup d'initiative et d'à-propos. Elle fait de la musique, peint avec goût, s'occupe à de nombreux ouvrages de broderie ou de couture, danse avec entrain. Le plus souvent, dit-elle, elle peut lutter avec succès contre les suggestions de son persécuteur : elle se plaint seulement d'avoir de la difficulté à lire avec quelque attention un livre quelque peu sérieux : M. L... vient aussitôt la distraire et la forcer à interrompre sa lecture. C'est alors seulement, et quand elle est trop « excédée par l'emprise », que Mlle C..., comme moyen de défense, chantonne entre ses dents, abandonne une occupation trop peu absorbante pour s'employer à un autre travail qui exige plus d'attention, ou va s'entretenir avec ses amies. Nous avons vu rarement, et seulement lorsqu'elle crut reconnaître son persécuteur dans une nouvelle personne de son entourage, Mlle C... être suffisamment préoccupée et méfiante pour s'isoler et devenir soupçonneuse à l'égal de la persécutée classique. Le plus habituellement, elle est confiante et loquace et expose sans réticence, aussi bien les souffrances et les tortures qu'elle endure, que les projets de vengeance et de destruction qu'elle nourrit à l'égard de son tyrannique persécuteur.

En dehors du cercle de ses idées délirantes de persécution, nous n'avons pu observer chez cette malade aucune stéréotypie, aucun signe véritablement net d'un affaiblissement intellectuel ou d'une déchéance affective notable. Les quelques néologismes employés par elle s'expliquent, à notre avis, très logiquement, par le désir d'analyser, plus minutieusement même qu'il n'est fréquent de le constater chez de tels malades, les diverses modalités psychiques du contenu délirant.

Enfin, notons, au point de vue somatique, que Mlle C... présente seulement de l'exagération des réflexes patellaires et quelques stigmates somatiques de dégénérescence; asymétrie faciale, prognathisme léger, voûte palatine ogivale, etc...

Ainsi, chez une malade âgée actuellement de 35 ans, s'est développé progressivement depuis environ quinze années, après une courte phase initiale de dépression hypocondriaque, un délire systématisé de persécution ayant actuellement à sa base une conviction délirante essentielle : l'idée d'une influence psychique s'exerçant d'une façon hostile sur la personnalité psychique de la malade; la conviction morbide de persécution paraît appuyée sur des récits purement imaginaires, sur des interprétations délirantes, enfin sur des phénomènes pseudo-hallucinatoires d'ordre varié et peut être même sur des hallucinations.

Cette observation, choisie pour illustrer nos considérations générales sur les autoreprésentations aperceptives, est donc loin de constituer un type clinique absolument pur de notre variété symptomatique. Mais nous pensons que doit se rencontrer fort rarement dans la pratique journalière, un syndrome psychopathique, et notamment un délire de quelque étendue et de quelque tenue, où puisse intervenir et persister toujours seul un mécanisme psychologique toujours identique; le plus souvent, nous avons observé que des combinaisons ou des associations symptomatiques fort diverses s'unissaient pour l'édification complexe du système délirant; et ce n'est qu'en vertu de prédominances assez particulières, il est vrai, dans nombre de cas, et non point à cause d'une unité psychologique purement théorique, que l'on désigne par les dénominations de délires d'imagination, délires d'interprétation, etc., les diverses variétés des syndromes délirants.

Le délire de Mlle C... est-il un délire imaginatif? Il est incontestable, et c'est déjà presque un truisme de l'affirmer, que l'imagination créatrice et l'imagination reproductrice jouent un rôle considérable dans la genèse de la plupart des délires. Il en est ainsi dans l'observation ci-dessus; mais il faut reconnaître que, chez Mlle C..., les processus de création imaginative ont acquis un rôle vraiment important dans le développement des convictions morbides; bien que la malade se prétende elle-même dénuée de toute imagination, il est évident que nombre des récits dramatiques où elle prétend avoir été mêlée ne sont que les productions irréductibles et incorporées au Moi, sous forme de croyances, d'une imagination pathologiquement pervertie. Mais l'exaltation de l'imagination suffit-elle à expliquer tous les phénomènes délirants exposés par notre malade? Ne la voyons-nous pas aussi appuyer ses affirmations sur des faits réels et des événements exacts, et développer, à l'aide du mécanisme classique de l'interprétation délirante, l'explication de divers points de son histoire pathologique? Enfin, n'insiste-t-elle pas longuement sur cette influence hypnotique et cette suggestion qui se manifestent directement, et sans les intermédiaires somatiques habituels, sur sa mentalité, en soumettant sa pensée et sa volonté propre au psychisme dominateur de son persécuteur?

Fabulation, interprétation, automatisme représentatif hallucinatoire ou pseudo-hallucinatoire, tels sont donc les éléments psychologiques essentiels du délire précédent. Il serait intéressant d'examiner quelle part prépondérante ont pris ces divers facteurs dans la constitution du syndrome, quelle fut la base primordiale (automatisme idéo-affectif ou de croyance proprement dit; ou automatisme représentatif élémentaire), sur laquelle s'édifia peu à peu le système délirant, quelle fut la succession ou la combinaison des divers éléments qui aboutirent progressivement à la psychose actuelle. Mais ces considérations, dont nous développerons ultérieurement quelques parties à un point de vue plus général, nous entraîneraient trop loin de la question actuelle : la discussion des phénomènes pseudo-hallucinatoires que nous avons signalés en aussi grand nombre chez notre malade.

Au sujet des pseudo-hallucinations sensorielles du premier groupe, toute explication complémentaire nous paraît inutile. La malade se sert spontanément du terme image pour désigner les représentations automatiques qu'elle envisage, les compare aux images du souvenir, et les considère très nettement, malgré l'origine étrangère qu'elle leur assigne (*suggestion par impression*), comme des phénomènes uniquement subjectifs, *où les sens n'interviennent pas;* pour les représentations gustatives et olfactives même, Mme C... dit d'une façon très affirmative que ce sont des *impressions d'odeurs et de saveurs*, et non des odeurs et des saveurs véritables. Peut-être pourrait on discuter les représentations motrices (impressions de crises d'épilepsie, etc.) et cénesthésiques (sensation de bobine Rhumkorff, sensations génitales) et les assimiler à des hallucinations motrices ou cénesthésiques véritables, bien que la malade affirme qu'elle éprouve de simples *impressions*, et non, comme l'halluciné, *la sensation* du phénomène causal lui-même. Nous devons avouer cependant que la distinction entre la pseudo-hallucination et l'hallucination, qui nous paraît très nette pour les sens si complexes et si différenciés de l'ouïe, de la vue, du goût et de l'odorat, peut paraître plus subtile pour le tact, la cénesthésie et la motricité, au sujet desquels Mme C... ne nous fournit d'ailleurs que des renseignements peu nombreux, assez frustes, et plus difficilement analysables. Il est possible, nous l'admettons volontiers, que des hallucinations véritables et des autoreprésentations aperceptives coexistent simultanément dans ces sphères particulières.

Il nous paraît de même impossible de nier chez Mme C... l'existence d'hallucinations verbales motrices, simples ou combinées, que la malade désigne sous la dénomination de *parole mentale*; mais à côté de ces hallucinations véritables existent aussi, à notre avis, des *pseudo-hallucinations verbales*, où l'élément moteur verbal n'occupe qu'un rôle très effacé ou inappréciable par le sujet; la malade distingue ces phénomènes des précédents en disant que son hypnotiseur communique avec elle en lui donnant *par impression la suggestion de la pensée.*

Quant aux autoreprésentations aperceptives du troisième groupe, qui consistent en idées particulières ou générales, en concepts, en tendances, en volitions, en sentiments, *non formulés verbalement,* que la malade ne rattache pas à son Moi psychique et qu'elle considère comme étrangers à sa personnalité, le délire de Mlle C... nous en fournit, croyons-nous, des exemples typiques et aussi nombreux que variés. Est-il vraiment exact d'affirmer que ces représentations si particulières peuvent manquer du substrat de l'image, ainsi que l'affirme l'école de Würtzbourg, ou tout au moins du symbolisme verbal qui accompagne presque nécessairement toute pensée un peu différenciée? C'est là une question sur laquelle il serait trop long d'insister, et à propos de laquelle nous dirons ultérieurement quelques mots, quand nous envisagerons d'une façon plus systématique le mécanisme de l'automatisme psychologique qui préside à la genèse des autoreprésentations aperceptives.

Mais avant d'aborder cette partie plus exclusivement pathogénique de notre travail, il nous reste à différencier le symptôme autoreprésentation aperceptive des symptômes voisins ou analogues, avec lesquels il pourrait se trouver confondu.

CHAPITRE III

DIAGNOSTIC DIFFÉRENTIEL DES AUTOREPRÉSENTATIONS APERCEPTIVES AVEC
LES SYMPTÔMES VOISINS OU ANALOGUES : REPRÉSENTATIONS MENTALES
PROPREMENT DITES, NORMALES ET PATHOLOGIQUES ; IDÉES OBSÉDANTES
ET IMPULSIVES, IDÉES AUTOCHTONES DE WERNICKE, HALLUCINATIONS
REPRÉSENTATIVES DE PITRES ET RÉGIS ; IDÉES FIXES ; PHÉNOMÈNES
IMAGINATIFS ; PHÉNOMÈNES INTERPRÉTATIFS ; ILLUSIONS ; HALLUCINA-
TIONS SENSORIELLES, CÉNESTHÉSIQUES, MOTRICES SIMPLES ET MOTRICES
VERBALES. FORMES DE PASSAGE ET DE TRANSITION.

L'esquisse rapide que nous venons de faire des traits principaux et des modalités essentielles des autoreprésentations
aperceptives nous permettra plus facilement maintenant une
confrontation de ces phénomènes avec les symptômes voisins
ou analogues. Cette comparaison aura également l'avantage,
pensons-nous, de mettre mieux en évidence les faits primor-
diaux qui, pour chaque symptôme, rapprochent ou séparent
celui-ci des autoreprésentations aperceptives, en même temps
qu'elle éclairera sous un nouvel aspect la physionomie clinique,
parfois si complexe, de ces divers phénomènes souvent associés
ou confondus.

1° *Diagnostic avec les représentations mentales proprement
dites, normales et pathologiques.* — Nous n'insisterons pas sur
les différences qui séparent les autoreprésentations aperceptives des représentations mentales simples observées à l'état
normal ; si les deux phénomènes sont considérés par le sujet
comme subjectifs, et s'ils manquent également du caractère
d'objectivité spatiale, les attributs d'automatisme, d'incoercibilité, d'irréductibilité au Moi des premières s'opposent nettement au déterminisme conscient, à la coercibilité volontaire, à

l'entière assimilation au Moi créateur qui accompagnent la genèse des secondes. Chez des sujets considérés comme normaux, on peut observer cependant certains états de distraction mentale survenant, par exemple, à la suite de fatigues intellectuelles, et durant lesquels la conduction volontaire de l'idéation se trouve passagèrement entravée par l'apparition incessante et involontaire, dans le champ de la conscience, de représentations de divers ordres, fugitives ou tenaces. Mais, dans ce cas, le sujet n'ignore pas le caractère anormal de ces états de « mentisme », et ne cesse jamais de considérer les représentations qui l'envahissent comme les produits subjectifs de son psychisme momentanément troublé. Il en est de même pour ces états d'attention forte, où le sujet, poète ou prosateur, voit surgir, dans sa conscience surprise, des représentations mentales plus ou moins variées, de caractère surtout verbal, dont l'apparente spontanéité lui paraît le résultat heureux, non du travail subconscient de son esprit, mais de ce qu'il appelle la Muse, l'inspiration, l'intuition (1), etc... Mais, malgré leurs attributs apparents de pseudo automatisme et d'exogénéité, ces représentations mentales ne peuvent manquer d'être considérées, par le sujet normal, comme des créations purement subjectives de son esprit, différentes seulement de ses représentations habituelles, en ce que les premières semblent naître dans sa conscience sans être accompagnées par les processus associatifs habituels. On sait, d'ailleurs, bien que le fait ne soit pas toujours saisi dans son intégralité, que ces représentations affectent le plus souvent des rapports plus ou moins immédiats, mais réels, avec les préoccupations habituelles, et que, par l'analyse introspective, il est souvent possible de rendre compte des associations d'idées de qualité diverse qui amenèrent des représentations en apparence seulement spontanées. D'ailleurs, le sujet a prise immédiate sur les images ou les idées qu'elles renferment ; il les fait siennes

---

(1) Voir thèse de Chabaneix, *Le subconscient dans les œuvres de l'esprit et chez leurs auteurs*, avec préface de Régis, 1 vol. Baillères, Paris, 1897; Antheaume et Dromard, *Poésie et folie*, Essai de psychologie et de critique, 1 vol. Doin, 1908.

aussitôt, les incorpore à sa personnalité psychique et peut même le plus souvent, à son gré, les modifier, les développer, ou, au contraire, les chasser de l'écran lumineux de sa conscience. Cette action plus ou moins immédiate du sujet sur les représentations normales nous semble un caractère distinctif suffisant pour permettre de séparer ces premiers faits des autoreprésentations aperceptives, lesquelles ne peuvent être ni modifiées, ni écartées, ni rattachées ou rapportées au Moi par le sujet qui les subit

Au cours de certains états psycho-pathologiques, l'automatisme mental peut se manifester sous forme de représentations mentales simples, non objectivées. Notre maître, M. le Dr Roger Mignot, nous a cité le cas d'un dément précoce qui, dans la phase initiale de son affection, présenta, à diverses reprises, des représentations mentales automatiques de caractère terrifiant (représentations d'animaux féroces, de scènes terribles), dont il reconnaissait le caractère subjectif et qu'il désignait même en employant le terme de représentations. De même, il n'est pas rare d'observer, dans les états dépressifs de la mélancolie idiopathique ou dans les accès mélancoliques périodiques, des représentations mentales proprement dites. Ces phénomènes diffèrent seulement des représentations mentales normales par la couleur de leur contenu, en rapport ordinaire avec les idées délirantes, par leur monotonie et par une certaine fixité qui leur confèrent des qualités voisines de celles que l'on rencontre dans les états obsédants. Il est d'ailleurs assez fréquent de noter le passage de ces représentations proprement dites aux représentations obsédantes et même aux hallucinations véritables. Nous avons observé de même la transformation de ces représentations simples en autoreprésentations aperceptives, ces dernières pouvant elles-mêmes, dans la suite, acquérir les caractères de la perception extérieure et se transformer en hallucinations proprement dites. Étant donnés du reste la concentration idéative et le rétrécissement du champ psychique habituels chez ces malades, le diagnostic clinique différentiel entre ces deux phénomènes est souvent assez malaisé.

2° *Diagnostic avec les idées obsédantes et les impulsions, les idées autochtones de Wernicke, les hallucinations représentatives de Pitres et Régis.* — Les images et idées obsédantes et les impulsions possèdent des caractères de spontanéité, d'automatisme et d'incoercibilité, qui les rapprochent des autoreprésentations aperceptives. Mais, en outre des facteurs émotionnels qui les conditionnent ou les accompagnent, elles sont considérées par le sujet comme des manifestations pathologiques ou anormales de son activité psychique propre, et leur origine est rapportée par le malade à sa propre personnalité ; ces divers caractères font défaut aux autoreprésentations aperceptives.

Cependant, comme l'ont établi des travaux de Krœpelin, Wernicke, Morselli, Friedmann, Séglas, Pitres et Régis, l'obsession et l'impulsion peuvent *dans certains cas* se dépouiller de leur caractère affectif primordial, et même ne plus être rapportées au Moi par le malade qui attribue alors l'origine de ses troubles à une influence psychique étrangère à sa personnalité (obs. III). Mais l'obsession, ainsi défigurée, ne répond plus à sa définition qui en fait surtout, comme l'ont dit Pitres et Régis, « un syndrome de la sphère émotive ». Elle est devenue, ainsi transformée, un phénomène tout différent, qui nous paraît alors assez assimilable aux faits que nous avons groupés sous la dénomination d'autoreprésentations aperceptives ; de ces phénomènes, elle possède, en effet, à la fois le caractère d'automatisme et d'aperceptivité, et le caractère de non-attribution au Moi que le malade explique le plus souvent à l'aide d'un jugement complémentaire motivé par sa croyance en une influence extérieure agissant directement sur sa mentalité (idée d'influence psychique). L'*idée autochtone* de Wernicke, « qui se développe en dehors des associations normales et est attribuée par le sujet à l'influence, malveillante le plus souvent, d'une personnalité étrangère », nous paraît ainsi entièrement rentrer dans cette catégorie de faits : Rogues de Fursac (1), et Chaslin (2), la comparent du reste aux hallucinations psy-

---

(1) *Manuel de psychiatrie*, 3ᵉ édit., p. 68.
(2) *Éléments de séméiologie mentale*, p. 176.

chiques; elle nous paraît tout à fait assimilable aux autoreprésentations aperceptives que nous avons décrites plus haut.

On sait actuellement que l'obsession peut se transformer, dans certains cas, en une image véritable objectivée dans le monde extérieur, image le plus souvent représentative des préoccupations du malade et que, pour cette raison, Pitres et Régis ont appelée *hallucination représentative* (1). S'il n'est pas rare d'observer la transformation de l'autoreprésentation aperceptive ou idée autochtone en hallucination représentative, il est possible cependant, dans la plupart des cas, de distinguer ces deux symptômes : le second apparaît au malade comme une image hallucinatoire nettement objectivée dans l'espace, alors que l'autoreprésentation aperceptive demeure un phénomène purement interne et sujectif.

3° *Diagnostic avec l'idée fixe.* — Nous ne ferons que signaler le diagnostic différentiel de l'autoreprésentation aperceptive avec l'idée fixe ou prévalente (Wernicke). On sait que cette idée diffère de l'idée obsédante « en ce qu'elle est acceptée par le sujet comme vraie et identifiée à la conscience » (Régis), et qu'elle se différencie d'autre part de l'idée autochtone, et par conséquent de l'autoreprésentation aperceptive, en ce qu' « elle s'harmonise avec les autres représentations et n'est jamais perçue comme étrangère à l'esprit du sujet » (Rogues de Fursac).

4° *Diagnostic avec les phénomènes imaginatifs.* — Nous avons dit plus haut quelques mots de ces phénomènes pseudo-hallucinatoires décrits par Hagen, et appelés parfois hallucinations de la mémoire ou du souvenir; nous avons indiqué quelles différences les séparaient de l'autoreprésentation aperceptive, qui se présente comme une création *actuelle* de l'esprit du sujet attribuée par lui à une influence étrangère. Il semble en effet que ces phénomènes ecmnésiques ou paramnésiques, qui mettent en œuvre d'une façon plus ou moins consciente l'activité de l'imagination reproductrice, se rapprochent plutôt par bien des points de ces délires d'imagination ou de fabulation que les

____

(1) Pitres et Régis, *Les obsessions et les impulsions*, 1902, p. 133 et suiv.

descriptions de MM. Dupré et Logre (1) viennent récemment de
mettre en lumière. Dans ces cas, on sait que l'exaltation de
l'imagination créatrice aboutit, sous forme de constructions
psychologiques plus ou moins coordonnées, à l'affirmation, sans
justification complémentaire, de croyances dues à l'irréductibilité des phénomènes d'automatisme imaginatif. Mais si le mécanisme pathogénique de ces créations imaginatives se rapproche
par quelques points du processus pathogénique qui conditionne
la genèse de l'autoreprésentation aperceptive (car il paraît évident que dans toute représentation mentale intervient à quelque degré l'action de l'imagination), l'expression clinique de ces
deux variétés de phénomènes reste cependant assez dissembla-
ble. En effet, contrairement à ce qui a lieu pour les autoreprésentations aperceptives, l'imaginatif exprime, sous forme de
récits ou d'affirmations diverses, des images ou des idées
auxquelles il attache immédiatement et d'emblée sa croyance,
sans qu'il fasse intervenir, pour appuyer ses dires, des justifications complémentaires, tirées de l'expérience, comme le fait
l'interprétateur, ou appuyées sur des phénomènes d'automatisme élémentaire hallucinatoire ou représentatif, comme le fait
l'halluciné ou le pseudo-halluciné. A ce point de vue, le délire
d'imagination peut être considéré comme un type de délire de
croyance. Au contraire, le pseudo-halluciné, ainsi que l'halluciné, appuyera sa croyance ou justifiera ses idées morbides à
l'aide de phénomènes qu'il affirmera *d'origine exogène;* alors
que l'imaginatif affirmera d'emblée, directement et par ses
réactions, comme des produits *endogènes* de son esprit, ses
créations imaginatives, le malade présentant des autoreprésentations aperceptives les attribuera à l'action extérieure d'influences, malfaisantes ou bienveillantes, agissant sur sa mentalité. Ainsi, il semble que les autoreprésentations aperceptives
se différencient suffisamment des créations imaginatives propre-

---

(1) Dupré, *Les délires d'imagination,* communication au Congrès de Bruxelles,
août 1910; Dupré et Logre, Les délires d'imagination in *Encéphale,* n. 3, 4 et 5, mars-
avril-mai 1911.

Petit   4

ment dites par ce fait que, dans le premier cas, le sujet affirme
que ces représentations subjectives immédiates sont étrangères
à sa personnalité psychique, à son Moi, alors que dans le second
cas, il les incorpore directement, et d'une manière plus ou
moins consciente, à son psychisme créateur.

Cette distinction entre ces deux modes symptomatiques, si
différents d'autre part psychologiquement, apparaît cependant
souvent en clinique comme assez délicate ; nous avons vu déjà,
à propos de notre première observation, l'intrication si complexe
des mécanismes psychologiques qui président à la constitution
d'un délire. Aussi, doit on reconnaître l'appui réciproque que se
prêtent, dans la pathogénie des idées délirantes, les créations
imaginatives pures, issues d'un automatisme idéo-affectif synthétique et supérieur, et les produits psychiques plus inférieurs
(hallucinations et pseudo-hallucinations) d'un automatisme plus
analytique et portant surtout sur les représentations élémentaires; il est probable, et nous l'indiquerons ultérieurement
plus longuement, que ces deux variétés d'automatisme se combinent et s'associent le plus souvent, chez la plupart des malades, dans l'édification progressive des systèmes de croyances
morbides.

5° *Diagnostic avec les interprétations.* — Plus complexe nous
apparaît le diagnostic différentiel entre l'autoreprésentation
aperceptive et l'interprétation délirante.

On pourrait objecter tout d'abord que les phénomènes que
nous avons étudiés sous la dénomination d'autoreprésentations
aperceptives ne sont autres que des phénomènes interprétatifs,
de simples interprétations délirantes conçues, selon le mode
classique, à l'occasion de faits réels : les troubles pathologiques
des éléments psychiques du sujet (1). Ainsi, les symptômes
rapportés par nous jusqu'à présent seraient seulement des
interprétations endogènes de l'état mental, et rentreraient tout
simplement dans les descriptions bien connues que Sérieux et

---

(1) Francotte, Des hallucinations dites psychiques, in *Bulletin de la Société de
médecine mentale de Belgique*, juin 1898.

Capgras ont données de ces phénomènes (1). C'est, d'ailleurs, dans cet esprit que des auteurs ont rapporté récemment, sous la désignation de délires d'interprétation, la description de faits qui semblent rentrer dans la catégorie de pseudo-hallucinations spéciales que nous envisageons ici (2). Mais nous estimons que l'appellation d'interprétations ne convient pas aux autoreprésentations aperceptives ; ainsi dénommées, elles seraient à la fois inexactement et incomplètement qualifiées. Inexactement, car si l'on admet la définition de l'interprétation délirante « raisonnement faux ayant pour point de départ un fait réel », on ne désignerait ainsi du phénomène total qu'un point particulier et secondaire : un raisonnement déductif ou inductif erroné ; incomplètement, car on laisserait, au contraire, dans l'ombre le fait qui nous apparaît, en l'espèce, comme capital et primitif : l'automatisme représentatif. Dans notre cas, le fait important, ou tout au moins initial, nous semble être précisément constitué surtout par cet automatisme représentatif de formule si particulière, et ce n'est, croyons-nous, que secondairement que le sujet pourra tenter d'expliquer ou de coordonner le phénomène primitif à l'aide de jugements explicatifs ou justificatifs. Désigner par le nom d'un seul de ces éléments, l'interprétation, le phénomène total de l'autoreprésentation aperceptive qui comprend également un fait d'automatisme représentatif initial, exposerait par trop à considérer la partie pour le tout, et peut-être l'effet pour la cause. Certes, dans le processus complet de l'autoreprésentation aperceptive, automatisme représentatif et interprétation délirante sont intimement unies; mais il est curieux de constater combien monotone et invariable se présente le contenu de l'interprétation proprement dite : c'est toujours, nous l'avons dit, un jugement portant sur une conviction morbide très spéciale, l'idée d'influence psychique directe. Et, de même que le jugement d'extériorité spatiale accompagne presque

---

(1) Sérieux et Capgras, *Le délire d'interprétation*, Alcan, 1909, p. 41.

(2) Deny et Blondel, *Débilité mentale et délire d'interprétation*, C. Soc. de psychiatrie, 21 octobre 1909; G. Maillard et Lévy-Darras, *Un cas de délire d'interprétation, Délire d'influence télépathique*, C. Soc. de psychiatrie, 20 août 1910.

constamment le phénomène de l'hallucination, de même le jugement d'extériorité psychologique fait pour ainsi dire partie intégrante de l'autoreprésentation aperceptive. Ainsi, l'union indissoluble et constante à un phénomène d'automatisme d'une interprétation spéciale et toujours identique suffit à donner au symptôme total une couleur toute personnelle et des modalités très particulières, qui contribuent à le différencier des symptômes voisins.

En dehors de cette interprétation constante si particulière qui fait attribuer au non-Moi le phénomène représentatif, il reste à envisager d'autres interprétations plus ou moins complexes et plus ou moins actives qui accompagnent ou suivent le phénomène total de l'autoreprésentation aperceptive. On sait qu'il n'est pour ainsi dire aucun phénomène psycho-pathologique de quelque complexité qui ne soit accompagné, précédé ou suivi d'interprétations délirantes d'ordre variable. On ne saurait donc s'étonner de rencontrer des interprétations unies, associées ou combinées aux autoreprésentations aperceptives, qu'elles font même parfois disparaître sous un véritable foisonnement d'idées ou de jugements adventices. Nous pensons notamment qu'un certain nombre de délires d'interprétation où s'affirment, même à un plan très effacé, des idées d'influence psychique considérées comme d'origine purement interprétative, dissimulent le plus souvent des autoreprésentations aperceptives que masque l'abondance des interprétations. Une de nos malades, par exemple, présente un délire chronique assez complexe, orienté selon des convictions de persécution et de grandeur mystique, et qui semble développé uniquement à l'aide d'interprétations délirantes de souvenirs réels, et de faits et d'événements actuels exacts. Mais après examen attentif, on peut se convaincre, lorsque cette malade veut bien consentir à expliquer ce qu'elle entend par « influences », qu'elle désigne sous cette dénomination certains de ses sentiments et certaines de ses émotions, agréables ou désagréables, dont elle attribue la subite éclosion en son esprit à des influences divines : elle est persuadée que ses protecteurs célestes, qui suscitent en elle ces influences (autoreprésentations aperceptives du troisième groupe), l'avertissent ainsi, *sans paroles réelles*, des événements qui peuvent l'intéresser; tel fait réel, en apparence insignifiant, se produit-il alors qu'elle subit une de ces influences purement affectives, elle en conclut que la divinité tutélaire la prévient de la sorte que ce fait possède une valeur, réelle ou symbolique, et qu'il joue un rôle plus ou moins important dans le système de ses croyances; elle échafaude alors aussitôt, mais secondairement, des interprétations plus ou moins ingénieuses, afin de justifier l'importance ou l'intérêt du fait qu' « on lui a fait sentir », dit-elle, avant qu'elle le comprenne et l'incorpore à son délire.

Certes, dans cet exemple, les interprétations, qui dominent d'ailleurs chez notre malade le tableau clinique, jouent un rôle considérable, mais il n'en est pas moins curieux de constater qu'elles peuvent dissimuler, dans certains cas, un phénomène affectif plus élémentaire peut-être, une émotion ou un sentiment non rattaché au Moi et attribué à une influence extérieure, en somme, une autoreprésentation du troisième groupe. Il est possible que les phénomènes affectifs, et notamment les émotions, jouent, d'une façon générale, un rôle prépondérant dans la genèse des interprétations; mais, dans le cas particulier, ces sentiments, ces émotions ont des caractères de *dépersonnalisation* (1) si spéciaux que nous semblent suffisamment justifiées une explication et une dénomination particulières de ces phénomènes.

6° *Diagnostic avec les illusions*. — L'illusion, « fausse perception d'une sensation réelle » (Régis), devrait être, en principe, assez facile à distinguer de l'autoreprésentation aperceptive, qui manque par définition des caractères sensoriels objectifs nécessaires pour qu'il y ait perception externe. Mais, en pratique, et notamment pour les illusions cénesthésiques et motrices, il est souvent difficile de s'assurer si les éléments psychiques de

---

(1) Ce mot de *dépersonnalisation*, qui a été employé par Dugas et Moutier pour désigner des phénomènes de dépersonnalisation analogues survenant surtout chez les obsédés, nous paraît pouvoir désigner un des caractères essentiels des faits plus généraux que nous envisageons ici.

l'illusion s'appuient sur une sensation réelle faussement perçue ou s'ils n'ont aucune base sensorielle, si, par conséquent, il y a illusion ou hallucination véritable. De même, il sera parfois assez délicat de déterminer si un élément sensoriel, cénesthésique ou moteur n'intervient pas réellement, même si le sujet nie cet élément, dans le mécanisme de formation d'une autoreprésentation aperceptive. Dans ces cas, le diagnostic différentiel clinique pourra, à juste raison, montrer quelque hésitation, d'autant qu'assez souvent illusion, hallucination, interprétation et autoreprésentation interviendront simultanément dans une association morbide aux éléments difficilement différenciables. La distinction entre l'illusion, perception fausse d'une sensation réelle, et l'autoreprésentation aperceptive, phénomène subjectif d'automatisme psychique, élémentaire et simple, n'en conserve pas moins son utilité.

7° *Diagnostic différentiel avec les hallucinations sensorielles, cénesthésiques, motrices simples et motrices verbales.* — Nous tenterons, dans le chapitre suivant, une étude des facteurs psychologiques qui semblent conditionner, d'une manière un peu différente, la genèse des autoreprésentations aperceptives et des hallucinations proprement dites. Nous ne voulons envisager maintenant que les signes proprement cliniques de diagnostic différentiel entre ces deux ordres de phénomènes voisins.

On définit habituellement l'hallucination, d'après la formule de Ball, une perception sans objet, et il est classique d'admettre qu'il n'existe pour le malade, dans la plupart des cas, aucune différence entre la perception vraie et la perception hallucinatoire, l'objet extérieur seul faisant défaut dans ce dernier cas. Ce qui paraît donc essentiellement caractériser l'hallucination véritable, ce sont les qualités de perception externe que le malade lui attribue. Bien que la perception externe soit, on le sait actuellement, un phénomène très complexe, et qu'à la sensation ou aux sensations proprement dites qui paraissent la déclancher, se joignent et se combinent diversement des éléments moteurs, idéatifs et affectifs variés, il est nécessaire pour qu'il y ait perception vraie, aussi bien par définition que perception hallucinatoire, que l'élément ou les éléments sensoriels soient affirmés et objectivés par le sujet; c'est dans ce sens que Binet définissait l'hallucination « une erreur sensorielle pathologique », que Janet l'a appelée « une forme strictement sensorielle de la conscience ».

Or, par définition, dans les autoreprésentations aperceptives, cet élément sensoriel, cénesthésique ou moteur, *objectif*, fait défaut. Le sujet affirme que son esprit *reçoit directement des créations subjectives qui lui sont étrangères* et nie absolument l'interposition entre son esprit et le monde extérieur d'éléments sensoriels intermédiaires. Certes, les qualités spéciales d'automatisme, d'incoercibilité, d'irréductibilité au Moi se retrouvent dans les caractères des hallucinations comme dans ceux des autoreprésentations aperceptives; de même, le jugement que porte le malade sur l'origine première des deux phénomènes, attribués l'un et l'autre à l'action d'une cause étrangère à sa personnalité, est à peu près identique dans les deux cas. Mais le sujet dénie tout caractère sensoriel, cénesthésique ou moteur objectif, aux autoreprésentations aperceptives qui, manquant ainsi des attributs objectifs nécessaires pour qu'il y ait perception extérieure proprement dite, ne sauraient rentrer dans la catégorie des hallucinations véritables, perceptions sans objet. Les autoreprésentations aperceptives ne sont donc pas des hallucinations au sens classique de ce mot ; ce sont des pseudo-hallucinations.

On pourrait objecter, cependant, que la définition classique de l'hallucination, perception sans objet, est assez discutée actuellement par certains auteurs. Gilbert-Ballet (1), Masselon (2), Blondel (3) ont à diverses reprises fait remarquer com-

---

(1) Gilbert-Ballet, Leçons sur la psychose hallucinatoire chronique, Sainte-Anne (1910-1911). Discussion à propos de communication de Deny et Long-Landry, Société de psychiatrie, 19 décembre 1912, *Encéphale*, janvier 1913, p. 81.

(2) Masselon, L'hallucination et ses diverses modalités cliniques, *Journ. de psych. norm. et path.*, 1912, n. 6.

(3) Blondel, Paranoïa et hallucinations, Société de psychiatrie, 21 avril 1910. Voir Discussion, 19 mai 1910, Gilbert-Ballet, Vallon, Dupré.

bien étaient floues et imprécises les descriptions que donnaient des phénomènes hallucinatoires certains malades, notamment les délirants chroniques. Notre maître, M. le Dr Roger Mignot, insiste depuis longtemps sur ce point, et il s'est plu bien souvent à nous faire observer combien il était difficile, si l'on se contentait des renseignements très vagues que fournissent la plupart des hallucinés lucides, d'assimiler complètement les phénomènes hallucinatoires présentés par ces malades à de véritables perceptions sans objet. Le plus souvent, au contraire, les malades établissent eux-mêmes une distinction entre les perceptions réelles et les perceptions hallucinatoires, faisant, par exemple, parfaitement la différence entre *leurs « voix » fictives*, et les sons vocaux pouvant être réellement entendus et perçus par tous ; d'autres hallucinés établissent de même plus ou moins implicitement cette distinction, bien que les formules employées par eux pour désigner ces phénomènes prêtent à l'équivoque. C'est ainsi, font remarquer ces auteurs, qu'il est souvent difficile de faire préciser aux malades les caractères de leurs hallucinations, qu'ils exposent et tentent d'expliquer en termes ambigus, obscurs et imprécis, selon le niveau de leur instruction, les ressources de leur langage, le degré de leurs préoccupations morbides, ou simplement en raison de leur inaptitude habituelle à toute analyse psychologique, même rudimentaire. Le plus ordinairement, les malades indiquent seulement que les représentations automatiques qui apparaissent dans le champ de leur conscience sont étrangères à leur personnalité psychique, et les explications qu'ils fournissent sur le mode d'acquisition de ces représentations manquent de toute précision analytique : ils les « sentent », ou les « perçoivent », ou les « entendent », etc., expliquent-ils assez indifféremment et un peu selon les suggestions de l'interrogatoire. Ainsi, pour ces auteurs, les distinctions entre les hallucinations et les pseudo-hallucinations auraient un caractère un peu fictif, plus dogmatique que clinique, et ce ne serait guère qu'à l'aide d'artifices verbaux plutôt que de constatations cliniques objectives, qu'une classification trop systématique viendrait séparer, en se basant sur l'existence ou l'absence des attributs de la perception externe, l'hallucination proprement dite de la pseudo-hallucination, qui manqueraient, en réalité, l'une et l'autre des qualités de cette perception externe.

Il est évidemment impossible de nier que l'hallucination échappe trop souvent à toute description précise, de la part de malades confus, indifférents, inattentifs, réticents ou incompréhensifs. Fréquemment, on ne peut obtenir des hallucinés l'analyse minutieuse des phénomènes dont ils sont l'objet et dont ils saisissent mal les modalités. D'autre part, il est fort difficile d'éviter que des malades trop dociles ne cèdent parfois aux suggestions faciles d'un interrogatoire trop précis ou trop tendancieux. On est obligé, enfin, de constater, dans certains cas, la valeur toute relative des allégations des malades au sujet de leurs hallucinations, et d'admettre qu'évidemment les caractères qu'ils assignent à ces pseudo-perceptions sont assez éloignés de la précision qu'on devrait attendre de sujets *ayant perçu réellement*. Mais ces cas particuliers sont loin, croyons-nous, de constituer la généralité des cas, comme tendraient à l'admettre les auteurs précédents. A côté de ces malades, il semble qu'il existe véritablement des hallucinés, même lucides, pour lesquels les représentations automatiques sont très comparables, sinon entièrement assimilables, à la perception extérieure, d'autres malades qui, pour des représentations à caractères exogènes à peu près identiques, nient toute participation sensorielle, enfin, des malades qui présentent ou ont présenté successivement ou simultanément les deux ordres de phénomènes et qui les distinguent spontanément les uns des autres (V. obs. VII). Ce dernier fait, essentiellement clinique, nous paraît, à lui seul, suffisamment démonstratif pour établir que la discrimination entre l'hallucination proprement dite et la pseudo-hallucination n'est point uniquement œuvre imaginative d'analystes trop systématiques, mais répond réellement, sinon à une base organique, tout au moins à une réalité clinique objective.

Le diagnostic différentiel entre l'hallucination et la pseudo-hallucination n'en reste pas moins très souvent d'une détermination assez délicate, les formes pures d'autoreprésentations aperceptives constituant une exception. Nous allons, cependant, essayer d'indiquer les divers éléments principaux du diagnostic différentiel qui nous ont permis, dans la majorité des cas, d'effectuer une discrimination suffisante entre l'hallucination proprement dite et l'autoreprésentation aperceptive.

La distinction entre les hallucinations psycho-sensorielles et les autoreprésentations du premier groupe, qui ont trait à des représentations non accompagnées de leurs symboles verbaux, est peut-être la moins délicate. Le malade peut parfois, spontanément, faire la différence entre l'apparence *d'objectivité spatiale* des visions ou même des sons hallucinatoires, localisés dans l'espace ou dans les appareils sensoriels, et l'apparence *d'objectivité purement psychologique*, (par rapport à la personnalité consciente), des images visuelles et auditives qui restent, dans l'autoreprésentation aperceptive, purement internes et psychiques. La distinction est plus difficile pour les images olfactives, gustatives ou tactiles; lorsque le phénomène est réduit ainsi à une simple représentation non objectivée, le malade se sert des expressions : « on me donne l'impression », « on me fait sentir en imagination », plutôt que des mots : « Je sens... » ou d'explications plus directes : « on m'asphyxie... on m'empoisonne... on me touche », dont se servent de préférence les hallucinés véritables.

Plus difficile encore est la séparation de ce qui revient à l'hallucination ou à l'autoreprésentation aperceptive dans les phénomènes de sensibilité cénesthésique morbide, aussi difficile que le départ entre l'hallucination et l'illusion cénesthésique. Nous mettons d'abord de côté la question suivante, à savoir que les phénomènes que nous décrivons, que les autoreprésentations aperceptives seraient seulement des troubles morbides de la cénesthésie cérébrale arrivant à la conscience, des *hallucinations ou des illusions de la cénesthésie cérébrale*. Car encore faudrait-il définir ce qu'est cette cénesthésie cérébrale qui ne semble apparaître que dans des conditions nettement pathologiques. Normalement, en effet, « notre sens interne ne saisit que des représentations, et de ces représentations sont exclues précisément celles des objets matériels (cerveau et ses éléments composants) qui conditionnent son activité et son existence » (1). Le mécanisme des autoreprésentations aperceptives nous apparaîtrait d'ailleurs, si tant est qu'il puisse être justement déterminé, assez peu explicable par cette seule notion de la cénesthésie cérébrale consciente. Nous envisagerons plus loin des hypothèses psychologiques plus acceptables. Au point de vue de la cénesthésie plus proprement somatique, nous avons vu plus haut que la malade de l'observation I avait établi assez nettement les caractères propres à ses représentations cénesthésiques non hallucinatoires. Le fait que la malade dit de certaines sensations « qu'on lui donne l'impression de ces sensations ou qu'on les lui fait éprouver en imagination et non réellement » suffit, à notre avis, à éclairer le diagnostic. Mais on comprend combien il est difficile d'obtenir de tous les malades des réponses spontanées aussi précises.

Il en est de même pour le diagnostic différentiel entre les hallucinations motrices et motrices verbales et les autoreprésentations motrices et autoreprésentations motrices verbales. Alors que la connaissance du langage intérieur est si peu approfondie, même chez les initiés, comment attendre des réponses quelque peu précises de malades ignorant cette notion et comprenant à peine, par conséquent, les arguties minutieuses de nos questions. Nous devons reconnaître cependant que ces distinctions, si rares qu'elles soient, n'en sont pas moins possibles : ce n'est certainement pas sans de longues observations préalables que Séglas a décrit ses *pseudo-hallucinations verbales*, et le fait que la malade de l'observation I différencie elle-même, en les désignant par des néologismes particuliers, l'automatisme moteur de son langage intérieur et l'automatisme non moteur de ce langage, indique que cette distinction n'est pas impossible. Il n'en reste pas moins vrai, croyons-nous, que le départ à faire entre l'hallucination verbale motrice et l'autoreprésentation

(1) Morat et Doyon, *Traité de physiologie. Fonctions d'innervation*, Paris, Masson, 1902, p. 681.

verbale du deuxième groupe reste, dans la généralité des cas, plus théorique que pratique : on ne peut guère l'attendre que de malades instruits, intelligents et attentifs. D'ailleurs, l'hallucination verbale motrice n'est plus conçue actuellement avec la rigueur et aussi la simplicité pathogénique que Tamburini lui assignait à ses origines; on admet aujourd'hui que l'élément moteur verbal ne joue pas toujours et nécessairement — et Séglas l'affirme lui-même — le rôle primordial qu'on lui assignait dans le langage intérieur, normal aussi bien que pathologique; l'existence des images motrices d'articulation comme des images motrices graphiques est très discutée, et certains auteurs (1) déclarent même que les actes moteurs articulaires ou graphiques sont le fait de simples habitudes motrices et ne comportent, à proprement parler, aucun souvenir *conscient, aucune image mentale motrice consciente.* Devant l'incertitude des doctrines actuelles, on ne saurait qu'excuser l'incertitude des réponses de nos malades. Cependant, le fait que le sujet n'a pas d'impulsion verbale (consciente ou inconsciente), ne localise pas objectivement, excentriquement, ou à la périphérie, son « inspiration » ou ses « suggestions » et qu'il affirme, d'autre part, qu'il « ne sent pas parler en lui » autorise, croyons-nous, en l'absence de tout autre mode d'hallucination verbale, à porter le diagnostic de *pseudo-hallucination verbale* ou *d'autoreprésentation verbale aperceptive.*

Les faits que nous avons groupés dans notre troisième catégorie d'autoreprésentations aperceptives prêtent à moins de discussions au point de vue du diagnostic. Les idées particulières ou les concepts, les tendances et les sentiments, etc.... que le malade attribue à une influence étrangère à sa personnalité, lui sont ou lui ont été communiqués, affirme-t-il, non seulement sans intermédiaire sensoriel objectif, mais même

---

(1) B. Froment et Monod, *Le mécanisme psycho-physiologique du langage,* in *Bulletin de la Société pour l'étude psychologique de l'enfant,* décembre 1912. — *Des troubles de la parole de l'aphasique moteur type Broca; leur mécanisme psycho-physiologique et leur traitement,* Société médicale des hôpitaux de Lyon, 11 mai 1912; *Lyon médical,* 2 juin 1912, p. 1830.

sans paroles entendues ou senties, à l'état de pensées pures par conséquent et sans accompagnement de symbolisme verbal. Le diagnostic paraît donc facile dans ce cas avec les hallucinations et même avec les autoreprésentations des groupes précédents, puisque, non seulement la pensée automatique ne comporte pas d'élément périphérique objectif, mais même ne comporte pas d'images, pas même d'images verbales. Mais cette conception de la pensée sans images ouvre seule bien des discussions. Si l'on peut admettre que des sentiments, des émotions, des tendances ou des volitions puissent être pensés sans images adéquates, il est curieux cependant d'observer chez nos malades ces pensées affectives si particulières acquérir des caractères d'exogénéité psychologique, de dépersonnalisation par rapport au Moi créateur du sujet. Mais, d'autre part, l'idée étant considérée souvent comme une simple relation entre l'image et l'objet, l'idée étant considérée comme inhérente ou attachée à l'image, n'est-il pas absurde de supposer une idée sans image, c'est-à-dire une relation sans un de ses termes ? Cette question se rattache à la question complexe de la pensée sans images, qu'il n'y a pas lieu de discuter ici. Disons seulement que de nombreux auteurs admettent aujourd'hui que la pensée de l'objet n'est pas forcément l'image de cet objet, et que la pensée, aussi bien pour les idées particulières que pour les concepts, peut exister sans images adéquates (1).

Cet essai de diagnostic différentiel entre les hallucinations proprement dites et les autoreprésentations aperceptives ne saurait avoir, nous en sommes persuadé, qu'une valeur clinique toute relative. Les qualités de self-analyse et d'introspection du malade nous permettant à peu près seules d'apprécier les modalités fines de ses troubles psychiques par la description

----

(1) Voir à ce sujet les recherches de Külpe et de l'école de Würtzbourg. Voir aussi Binet, *L'étude expérimentale de l'intelligence*, 1902; Woodworth, La pensée sans images, in *Journ. of phil. psych. and scientif. methods*, 20 déc. 1906, p. 701-708; Abramowski, *L'image et la reconnaissance*, in *Arch. de psychologie*, oct. 190 , p. 1-38.

qu'il nous en fournit, on conçoit que des sujets débiles, ou simplement troublés, attachent peu d'importance à ces distinctions un peu subtiles dont ils n'aperçoivent guère la valeur. Beaucoup plus intéressante leur apparaît (et avec quelque raison, il faut l'avouer), l'affirmation pure et simple de leurs convictions délirantes qui se passe facilement d'explications précises. Aussi l'interrogatoire des malades chez lesquels on voudrait déceler la présence d'autoreprésentations aperceptives, devra-t-il être conduit le plus souvent d'une manière extrêmement prudente; on évitera notamment, par des questions trop précises ou trop tendancieuses, de fournir au malade, au sujet du mécanisme des phénomènes présentés par lui, des explications qu'il accepterait d'autant plus volontiers qu'il est incapable de les trouver spontanément ou qu'il hésite à les chercher lui-même. Dans la majorité des cas, une observation scrupuleuse et prolongée sera nécessaire avant que l'on puisse affirmer chez le sujet examiné l'existence ou l'absence actuelle d'autoreprésentations aperceptives.

Enfin, nous ne saurions oublier que l'autoreprésentation aperceptive se transformant fréquemment en hallucination véritable, de nombreuses formes de transition marquent le passage clinique de l'autoreprésentation aperceptive à l'hallucination proprement dite, de même qu'elles forment les liens qui réunissent les représentations automatiques simples aux autoreprésentations aperceptives. Ainsi, il est possible d'observer parfois chez le même malade les formes de transition les plus variées, se succédant, d'une manière souvent insensible, depuis la représentation mentale proprement dite jusqu'à l'hallucination la mieux caractérisée, termes extrêmes d'une même série de phénomènes très voisins dont la séparation rigoureuse est parfois cliniquement impossible. *Natura non facit saltus* est une formule souvent rappelée et toujours exacte. « Les formes de transition, a dit Hanot, constituent, en biologie, une nécessité primordiale ». La détermination clinique de l'autoreprésentation aperceptive conserve donc une valeur toute relative; et si nous avons tenté de préciser avec plus de détails qu'il n'est d'usage les caractères d'une variété de ces pseudo-hallucinations, c'est seulement afin d'indiquer quelques points de repère utiles, nous semble-t-il, mais évidemment un peu schématiques, au milieu d'une série continue de phénomènes dont cette étude ne saurait définir rigoureusement toutes les modalités.

DEUXIÈME PARTIE

Etude comparée de l'automatisme psychique dans ses modalités hallucinatoire et pseudo-hallucinatoire. L'idée d'influence psychique en psychologie normale et pathologique.

CHAPITRE PREMIER

ESSAI SUR LE MÉCANISME PSYCHOLOGIQUE DE L'AUTOMATISME PSYCHIQUE DANS SES MODALITÉS VOISINES : L'HALLUCINATION ET L'AUTOREPRÉSENTATION APERCEPTIVE.

Il resterait maintenant à déterminer chez nos malades la genèse des autoreprésentations aperceptives ainsi définies, à indiquer par quel mécanisme, psychologique et pathogénique, ces éléments représentatifs particuliers se développent et envahissent la conscience du sujet, à montrer par quels processus particuliers les représentations mentales, éléments habituels de la vie psychique normale, en arrivent à acquérir des modalités telles que le sujet les rejette, pour ainsi dire, de son Moi conscient, volontaire et créateur, et tente d'expliquer leur apparition à l'aide d'hypothèses transformées bientôt en croyances morbides. Ce problème comporte trop de facteurs connus et inconnus, trop d'éléments complexes et variés, pour que nous émettions la prétention d'en apporter ici la solution : à peine pouvons-nous donner un aperçu rapide de ce vaste sujet, en nous aidant des recherches récentes de la psychologie pathologique. Sur ces points, en effet, seules semblent satisfaisantes les explications fournies par la psychologie pathologique. Dépouillée de tout le verbalisme métaphysique qui la rendit si longtemps suspecte aux aliénistes, cette science est maintenant, comme l'a dit Dromard (1), à la médecine mentale ce que la physiologie pathologique est à la médecine générale; et si elle n'est pas encore parvenue, comme l'espère G. Dumas (2), à substituer tout à fait des explications biologiques fondamentales aux explications logiques superficielles vers lesquelles nous sommes naturellement portés, il serait cependant peu consciencieux de négliger les indications précieuses que d'ores et déjà elle peut nous fournir. Les travaux tout récents d'analyse et de synthèse psychologiques qui ont abouti à la constitution de nouvelles entités nosologiques (délires d'interprétation, délires d'imagination, délires de croyance), et à la détermination à la fois plus précise et plus générale des modalités symptomatiques si diverses des syndromes psychopathiques (travaux de Toulouse et Mignard, Binet et Simon, etc.), montrent dès maintenant tout ce qu'on peut attendre des méthodes psychologiques déjà si fructueuses.

« Toute l'histoire de la folie, a pu dire Pierre Janet (3), n'est que la description de l'automatisme psychologique livré à lui-même ». Si l'on étudie en effet synthétiquement la majorité des affections mentales, il est impossible de ne pas être frappé de la clarté que projette sur le mécanisme des divers modes de l'activité psychique anormale la notion de l'automatisme mental. Mis en lumière par Baillarger (4), qui montra le rôle prépondérant de cet état psychologique dans la genèse des hallucinations et du

---

(1) *In* analyse d'art. de G. Dumas, *Encéphale*, 1908, II, p. 202.

(2) G. Dumas, Qu'est-ce que la psychologie pathologique in *Journ. de psych. norm. et path.*, 1908, n. 1, p. 10.

(3) P. Janet, *L'automatisme psychologique*, 1 vol. 1889, p. 478.

(4) Baillarger, Du mode de production des hallucinations. Application de la physiologie des hallucinations à la physiologie du délire. Théorie de l'automatisme, 1845. La théorie de l'automatisme étudiée dans le manuscrit d'un monomaniaque, 1856, in *Recherches sur les maladies mentales*, 1890 Masson, I, p. 413-491-563.

délire, l'automatisme était déjà défini par cet auteur « l'exercice involontaire de la mémoire et de l'imagination » et considéré comme « le produit d'une abolition ou d'une diminution de l'influence de la volonté sur la direction des idées..., le résultat de l'incapacité du sujet à diriger ses facultés, dont l'indépendance est soustraite à l'action du pouvoir personnel ». Cotard (1), en insistant sur l'origine psycho-sensorielle et psycho-motrice de certains délires, devait également plus tard reconnaître l'importance du défaut de direction de l'activité mentale et de l'insuffisance du pouvoir de synthèse psychique dans la genèse des troubles mentaux. On connaît aussi les remarquables études que Pierre Janet (2) consacra, à propos des phénomènes hystériques, aux troubles de la synthèse psychique et aux diverses formes de la désagrégation psychologique (automatisme total, automatisme partiel). Enfin, plus récemment, Toulouse et Mignard (3), Binet et Simon (4) ont repris sur de nouvelles bases l'examen des phénomènes d'automatisme psychique dans les affections mentales. La perte *du pouvoir de direction volontaire* (Binet et Simon), les troubles variés de l'*auto-conduction* ou « direction des processus coordonnés par la personnalité du sujet » (Toulouse et Mignard), amèneraient des perturbations diverses de la synthèse élective correspondant aux différentes modalités des syndromes cliniques. Nous ne pouvons insister ici sur les développements remarquables qu'ont donnés de leurs idées Toulouse et Mignard. Disons seulement que leurs études nous semblent, comme ils le reconnaissent eux-mêmes, confirmer, en les développant, les théories de Baillarger sur l'automatisme mental.

L'étude complète de cet automatisme mental nous entraîne-

---

(1) Cotard, De l'origine psycho-motrice du délire. Comm. Congrès de méd. mentale, 1889. *Maladies cérébrales et mentales. De la folie*, 1 vol. Paris, 1891.

(2) *Loc. cit.*

(3) Toulouse et Mignard, Confusion mentale et démence, in *Revue de psychiatrie*, août 1908 et janvier 1909. — Les maladies mentales et l'auto-conduction, *Revue de psychiatrie*, juillet 1911.

(4) Binet et Simon, La folie maniaque dépressive, in *Année psychologique* 1910, p. 102 et 369.

rait, on le conçoit, bien loin des limites de ce chapitre, où nous avons voulu seulement tenter l'analyse de quelques-uns des caractères psychologiques qui semblent séparer l'automatisme hallucinatoire proprement dit de l'automatisme pseudo-hallucinatoire représentatif. Cependant, il ne nous semble pas inutile d'ajouter quelques mots au sujet des divisions — un peu schématiques, nous devons le reconnaître — que pourrait comporter l'examen plus approfondi du phénomène de l'automatisme mental pathologique considéré dans son ensemble. On pourrait concevoir, en effet, une étude de l'automatisme pathologique dans ses rapports avec la personnalité du malade, avec l'état de conscience de celui-ci (1), etc. On pourrait également envisager l'automatisme dans ses modes d'expression proprement dits, généraux ou partiels, soit envahissant la personnalité du malade en développant des complexus idéo-affectifs supérieurs qui orientent des tendances ou suscitent des sentiments, soit au contraire en mettant en jeu uniquement des éléments plus simples de l'esprit, des représentations par exemple, non encore coordonnées en système par la personnalité. Nous aurions ainsi deux modalités particulières d'expression de l'automatisme mental, de formule psychologique assez différente :

1° Un *automatisme primitivement synthétique*, purement idéatif ou idéo-affectif qui, développant progressivement ou brusquement des idées générales, des tendances, des sentiments (désirs ou craintes principalement), aboutit à la constitution d'une personnalité délirante, nouvelle, continuant ou transformant la personnalité ancienne ou en opposition avec celle-ci : ainsi se constituerait *primitivement* la conviction morbide, la croyance pathologique proprement dite, irréductible le plus

---

(1) Voir à ce sujet : Ball et Ritti, art. *Délire*, in *Dictionnaire encyclopédique Dechambre*, t. XXV, p. 316; Régis, *Précis de Psychiatrie*, 4ᵉ édit., p. 69; Neisser, Individualität und Psychose, *Centralbl. f. Nerv. und Psych.*, 1ᵉʳ février 1906; Fuchs, Psychiatrie et personnalité, Comm. Congrès Heidelberg, novembre 1907; Ducasse et Vigouroux, Du délire systématisé, in *Revue de Psychiatrie*, 1900, p. 50 et suiv.; Mignard et G. Petit, Délire et personnalité, Comm. VIIᵉ Congrès belge de Neurologie et Psychiatrie. Ypres-Tournay, septembre 1912.

souvent ou très lentement dissoluble. Telle serait, pensons-nous, la base psycho-pathogénique essentielle et primitive des formes pures des délires que l'on pourrait désigner sous le nom *de délires de croyance proprement dits :* délires d'interprétation et délires d'imagination, où la croyance morbide se satisfait pleinement d'elle-même ou ne cherche que secondairement les justifications, d'ailleurs trop facilement acceptées, de l'expérience.

2° *Un automatisme primitivement analytique ou élémentaire,* portant sur des éléments plus simples, *non systématisés ou groupés primitivement,* des processus psychiques : tendances, volitions ou idées simples, représentations simples, automatiques, aperceptives ou hallucinatoires qui, surgissant pour ainsi dire isolées et sans lien apparent dans la conscience surprise du sujet, ne suscitent que *secondairement* des explications ou des interprétations de la part du reste de la personnalité. Ainsi pourraient, à notre avis, s'expliquer les phénomènes d'automatisme idéo-affectifs simples que l'on constate chez les obsédés et les impulsifs, ou les faits d'automatisme hallucinatoire ou pseudo-hallucinatoire observés chez les hallucinés dits conscients ou les malades atteints d'hallucinoses (1).

Cette division psychologique un peu schématique, n'implique pas évidemment la séparation clinique absolue de ces deux modalités d'automatisme. Si les exemples absolument purs d'automatisme idéo-affectif synthétique ou d'automatisme élémentaire représentatif aperceptif ou hallucinatoire peuvent se rencontrer, la pratique journalière nous montre au contraire les deux variétés d'automatisme se succédant, s'associant ou se combinant de diverses manières, comme par exemple dans l'observation I. Nous croyons notamment qu'il est presque fatal de voir suc-

---

(1) Voir Wernicke, *Grundriss der psychiatrie,* Leipzig, 1906; Seletzky, Hallucinoses in *Psychiatrie russe contemporaine,* juillet 1907, p. 193-198; Soukhanoff, Étude des hallucinoses, *Journ. russe de neuropath. et de psych.,* 1906, fasc. 3; Dide, *Psychose hallucinatoire chronique,* C. Soc. de psychiatrie, 17 nov. 1910; Dupré et Gelmar, Société de psychiatrie, 16 fév. 1911; Duval, Société de psychiatrie, 15 juin 1911; Dupré et Collin, Société de psychiatrie, 15 juin 1911; Boudon et Kahn, Société de psychiatrie, 16 nov. 1911; Marchand et Petit, Société de psychiatrie, 20 juin 1912.

céder à un automatisme du deuxième type qui persiste avec quelque durée, des croyances morbides qui semblent alors étayer un automatisme du premier type.

Quoi qu'il en soit, les deux phénomènes voisins de l'hallucination proprement dite et de l'autoreprésentation aperceptive nous paraissent seulement constituer primitivement deux aspects, un peu différents, de cet automatisme élémentaire ou analytique dont nous venons d'esquisser les traits principaux. *Primitivement*, en effet, l'hallucination et l'autoreprésentation aperceptive peuvent être envisagées comme des éléments représentatifs simples et étudiés, de même que la représentation normale ou la perception avec lesquelles elles ont d'ailleurs tant de parenté, indépendamment des phénomènes psychiques *secondaires* plus complexes qui les suivent ou les accompagnent. Une étude rapide de l'hallucination fera d'ailleurs apparaître bientôt les rapports d'analogie et les différences (celles-ci d'ailleurs peu marquées), qui existent entre ce phénomène et l'autoreprésentation aperceptive.

Nous ne saurions exposer ici, même brièvement, toutes les théories psychologiques ou physio-pathologiques qui ont eu cours à propos de l'hallucination : un gros volume, après bien d'autres, y suffirait à peine. Nous nous bornerons à exposer assez brièvement les opinions le plus généralement admises actuellement sur le mécanisme de ces phénomènes.

Le problème de l'hallucination a paru fort simple, il y a quelque trente ans, aux beaux jours des localisations cérébrales. Développant la formule de Bain : « L'image occupe les mêmes centres nerveux, et de la même manière que l'impression des sens », Tamburini, Séglas, Binet donnèrent de l'hallucination des explications qui cadraient assez justement avec les théories généralement admises à cette époque. « Sensation, souvenir ou hallucination d'un même objet, disait Binet, c'est toujours la même cellule qui vibre ». Et l'on expliquait l'hallucination par la reviviscence automatique, sous l'influence d'irritations ou d'excitations corticales localisées, de groupes d'images dites sensorielles, soigneusement réparties, suivant les

divers sens, en différents points de la surface du cortex où se
conservaient soigneusement emmagasinées ces images sensorielles, produits ou reliquats anatomo-physiologiques des sensations antérieures, sortes de photographies corticales de la sensation disparue. Cette explication, claire mais trop simpliste,
d'un phénomène en réalité extrêmement complexe, n'est plus
guère en faveur aujourd'hui, et Séglas lui-même s'est rallié à
des théories plus compréhensives. L'erreur initiale provenait
peut-être de l'entière assimilation des deux termes, sensation et
perception, considérés à tort comme des phénomènes analogues.
Ce n'est pas, en effet, sans raison que l'hallucination est définie
actuellement et d'une façon générale, d'après l'heureuse formule
de Ball : une perception sans objet. Le terme perception implique au point de vue psychologique un phénomène plus complexe que cet autre phénomène beaucoup plus simple, la sensation, qui ne constitue qu'un des éléments du premier. Se borner
à étudier la sensation et tenter d'expliquer par elle l'hallucination
exposerait donc à ne voir qu'une partie du fait. L'analyse de la
perception nous fournit, au contraire, des éléments précieux pour
la connaissance du phénomène total de l'hallucination. Comme
l'a bien indiqué Abramowski (1), toute perception est déterminée
par quatre conditions physiologiques : 1° le groupe des éléments
sensoriels, périphériques et centraux qui donnent les qualités
sensitives de la perception ; 2° le groupe des éléments mnésiques
(lobes frontaux) : reconnaissance de la sensation en tant qu'objet
concret ; 3° le groupe des éléments cénesthésiques : ton émo-
tionnel de la perception ; 4° le groupe des éléments soumis aux
excitations même inconscientes des autres sens : modifications
de notre manière de sentir. En présence de ce phénomène si
complexe de la perception qui entraîne, en même temps que la
sensation proprement dite, l'apparition de tout un monde de
concepts, de jugements, d'associations d'idées, d'émotions et de

---

(1) Abramowski, L'image et la reconnaissance, in *Arch. de psychologie*, 1910.
Sur la définition descriptive de la perception et du concept, in *Rev. psychologique*,
1910. L'analyse physiologique de la perception, 1 vol., Bloud, Paris, 1911.

suggestions variées, comment expliquer l'image hallucinatoire qui, par définition, reproduit tous ces attributs?

Les psychologues ont depuis longtemps remarqué que, parmi tous les phénomènes psychiques normaux qui se rapprochent de la perception, les images du souvenir, volontaires ou involontaires, *les représentations mentales,* possédaient les caractères les plus voisins de celle-ci. De là à rapprocher les deux phénomènes de l'hallucination et de la représentation mentale, il n'y avait qu'un pas. Il a été fait; et depuis Taine (1) et sa théorie des réducteurs, de nombreux psychologues se sont ingéniés à découvrir quels étaient les différents facteurs qui permettaient à la représentation mentale d'acquérir les attributs de la perception externe et de devenir hallucination. La complexité de l'image, les états mentaux particuliers (rêve, rêverie, état hallucinatoire, etc.) qui accompagnent sa genèse, une attitude mentale spéciale provoquant une localisation de l'attention, l'action même de la volonté, etc., ont été tour à tour ou simultanément invoqués pour expliquer l'objectivation de l'image et son assimilation par le sujet à une perception extérieure. Le rôle d'un automatisme mental, produit de la désagrégation partielle de la conscience et de la synthèse personnelle, semble, en dernière analyse, devoir être considéré comme prépondérant dans la genèse de l'hallucination. C'est ainsi que Bernard Leroy (2) pense que l'hallucination est une représentation à laquelle est attaché un certain état *d'attention automatique,* analogue à celui qui se produit dans la perception, l'hallucination ne pouvant apparaître que si *l'attention volontaire* est troublée d'une certaine façon. De même Dupuis (3) conclut que, pour expliquer cérébralement l'hallucination, il faudrait apprendre à connaître à quelles variétés différentes d'activité psychique correspond « l'exécution *automatique* et l'exécution *intentionnelle* d'une même opération mentale ».

(1) Taine, *De l'intelligence,* 1878.

(2) Bernard Leroy, Nature des hallucinations, in *Rev. philosophique,* 1907, I, 593.

(3) Dupuis, L'hallucination au point de vue psychologique, *Rev. philosophique,* 1907, I, p. 620.

Remarquons que, dans ces études, le point principal du débat paraît occupé par la recherche des facteurs qui amènent *l'extériorité spontanée de la représentation*, et que le problème semble se poser ainsi : comment une de nos représentations peut-elle acquérir l'attribut de l'extériorité, sans l'intervention des facteurs physiques qui le communiquent à la perception physiologique? Or la question de l'objectivité de l'image ou de la représentation comporte en réalité deux aspects : l'hallucination suppose à la fois *l'objectivation de la représentation dans l'espace* et *l'objectivation psychologique*, par rapport au Moi, de cette représentation. Si toute image normale, comme la perception dont elle dérive, nous paraît localisée en quelque manière dans l'espace, *nous savons* cependant qu'elle ne s'y trouve pas. Et d'autre part, lorsque nous provoquons ou lorsque nous subissons une représentation normale, *nous savons* que le phénomène dépend de notre Moi psychique; même dans la rêverie passive, nous nous plaçons dans un état d'expectation latente, nous avons le sentiment (*le sentiment de passage*, décrit par James) que nous passons d'un état à l'autre par un mouvement en quelque sorte personnel. Dans l'hallucination, au contraire, la représentation nous paraît étrangère à notre Moi, à la fois dans l'espace et à la fois en dehors de notre personnalité : il y a en même temps croyance en la réalité extérieure du fait psychique et dépersonnalisation, en quelque sorte, de ce phénomène, *objectivation spatiale* et *objectivation psychologique*. Que ces deux caractères dérivent l'un de l'autre ou apparaissent simultanément dans le mécanisme de l'hallucination, c'est ce que nous n'examinerons pas ici : à eux seuls tout au moins, ils nous paraissent suffire à déterminer les deux modalités psychologiques principales du phénomène hallucinatoire proprement dit et à le différencier de l'autoreprésentation aperceptive.

L'autoreprésentation aperceptive, si l'on se rapporte à ce que nous avons indiqué plus haut de ses caractères cliniques, possède avec l'hallucination proprement dite des attributs communs : c'est une représentation mentale, et c'est aussi une représentation mentale automatique. Son mécanisme psychologique paraît donc être, à l'origine, du même ordre que celui qui détermine primitivement le phénomène de l'hallucination, c'est-à-dire un automatisme représentatif. Mais à ce point s'arrêtent les analogies. L'autoreprésentation aperceptive, on le sait, et c'est d'ailleurs un de ses caractères les plus essentiels, si elle est objectivée par rapport au Moi, dépersonnalisée en dehors de la synthèse psychique consciente, n'est plus, comme l'hallucination et comme la perception externe, objectivée dans l'espace ou somatiquement. Le sujet affirmera toujours que le phénomène dont il est l'objet est un phénomène purement subjectif et sans spécificité sensorielle, et ce sera seulement par rapport à son Moi psychique qu'il le considérera comme étranger. Aux deux qualités essentielles de l'hallucination proprement dite : objectivation spatiale, et objectivation psychologique, l'auto-représentation ne pourra opposer qu'un attribut, *l'objectiva-tion psychologique*. Cette objectivation, ajouterons-nous, est d'ailleurs plus réellement consciente que dans l'hallucination où les qualités d'objectivité extérieure des images analogues à celles de la perception semblent avant tout autoriser la croyance en une réalité complètement extérieure au Moi. Ainsi l'attribut essentiel de cette variété d'automatisme représentatif que constitue l'autoreprésentation aperceptive est l'objectivation purement et simplement psychologique. Ce fait que l'automatisme de représentations sensorielles, motrices ou cénesthésiques n'aboutit pas nécessairement à l'objectivation spatiale d'images, qui peuvent rester malgré tout des phéno-mènes *subjectifs* et considérés comme tels par le sujet, serait peut-être un argument troublant à opposer à certaines explica-tions psychologiques de l'hallucination. Ce côté du problème semble avoir peu retenu l'attention des psychologues. Peut-être trouverait on quelque éclaircissement à cette question dans les théories nouvelles que l'on donne de l'hallucination (1).

____

(1) V. Bianchi, Avant-propos sur la physio-pathologie de la sphère sensorielle, in *Tr. de psychopath.*, 1912, t. III, p. 1 et suiv. — Grashey, Des hallucinations, in *Münsch. med. Wochensch*, 1893, nᵒˢ 8 et 9. — Heverock : Sur la théorie des halluci-

De plus en plus, en effet, tendent à être rejetées, tant au point
de vue anatomique et physiologique que psychologique, les
hypothèses qui donnaient comme origine à l'hallucination l'excitation des centres psycho-sensoriels, moteurs ou cénesthésiques,
siège des images représentatives, reliquats de la perception.
L'hallucination étant, comme la perception, un phénomène
autant et peut-être même plus psychique que sensoriel, l'excitation des seules zones sensorielles ne saurait expliquer des
phénomènes aussi différenciés. On tend d'ailleurs de plus en
plus à s'élever contre les localisations abusives des activités qui
circulent entre les éléments nerveux. Développant les idées de
Wundt, Adamkiewicz (1) affirme que la perception est un processus diffus dans toute l'écorce cérébrale, et l'induction du
mouvement, la volonté, serait également diffuse ; si la pensée
peut se former en son point d'origine sensitif, les centres sensoriels, ces centres seraient seulement une combinaison physiologique et non un groupement anatomique localisé de neurones.
R. Weber (2) vient de soutenir sur ce dernier point, à propos
du prétendu centre graphique, une théorie des centres « carre-
fours fonctionnels » à peu près analogue. Tanzi (3), s'appuyant
sur les théories des zones et centres associatifs de Fléchsig,
pense que les processus psychiques représentatifs qui conditionnent l'hallucination ne sauraient avoir même siège que la

nations, in *Arch. f. Psychiatrie*, fasc. 2, 1910, p. 171. — Pick, Remarques sur la réalité des hallucinations, in *Neurol. Centralb.*, 1903, p. 66-69. — Tamburini, Les
théories des hallucinations, in Congrès de Madrid (avril 1903). — Seletzky, Troubles
et physiologie des hallucinations, in *Journ. russe de Neuropath. et Psych.*, 1908,
fasc. 6 — Stoddart, La psychologie de l'hallucination, in *The Journal of Ment. science*
(nov. 1901). — Séglas, Rapport sur l'hallucination de l'ouïe (Congrès de Nancy, 1896).
— Régis, Les hallucinations unilatérales et la pathogénie des hallucinations (Congrès de Nancy, 1896). — Roncoroni, Note sur la pathologie des hallucinations, in *Riv.
di Patol. nerv. e ment.* (juillet 1903).

(1) Adamkiewicz, Avec quelle région de l'encéphale le travail de la pensée est-il
produit par l'homme? In *Neurol. Centralbl.*, 1er août 1905.

(2) R. Weber, La faculté de lire est-elle localisée? In *Arch. de Psychologie*, n. 47,
septembre 1912.

(3) E. Tanzi, Sur une théorie de l'hallucination. *Riv. di Patol. nerv. ment.*, juillet
1901.

sensation, et il décrit l'hallucination « un phénomène involutif psychologiquement, physiologiquement un mode irrégulier d'association rétrograde, pathologiquement un processus d'irritation rendant perméables en sens contraire les fibres centripètes et donnant à certaines fibres centrifuges une autre fonction et une autre activité... » (1). Les théories de Tanzi sur l'hallucination pourraient, croyons-nous, expliquer jusqu'à un certain point la genèse de l'autoreprésentation aperceptive. D'après cet auteur, les hallucinations figurées de la vue et de l'ouïe, par exemple, prendraient naissance comme les représentations proprement dites dans des centres associatifs purement psychiques, ultra-visuels ou ultra-auditifs. De là, elles reflueraient dans les centres visuels, auditifs, etc., où leurs éléments sont parvenus la première fois à l'état de sensation et se sont agrégés ; c'est ce retour à ces stations de passage qui ferait acquérir à ces représentations les caractères de la perception véritable et en ferait des hallucinations. Cette explication, qui s'écarte, au point de vue psychologique, des hypothèses qui admettent la rétrocession des idées à l'état de sensation, paraît également préférable, au point de vue anatomique, à d'autres théories sur lesquelles nous avons dit jusqu'ici peu de mots. D'après Schrœder von der Kolk, Krafft-Ebing, Kandinsky, Koek et surtout Meynert (2), la perception réelle serait toujours fondée sur la participation des centres gris sous corticaux : lorsque ces centres ne prendraient pas part à l'excitation cérébrale, on aurait seulement une représentation sans aucune trace de réalité objective. L'hallucination véritable supposerait donc l'intervention simultanée des centres sous-corticaux et de l'écorce, alors que l'écorce seule interviendrait dans la genèse des hallucinations psychiques ou des pseudo-hallucinations. La théorie de Tanzi peut expliquer à notre avis tout aussi rigoureusement le mécanisme pathogé-

---

(1) Brugia, Le contenu sensoriel des images et le mécanisme des hallucinations, in *Rivista di Psicologia*. Bologne, n. 5, septembre-octobre 1907.

(2) Voir W. Serbsky, *Exposé d'une théorie nouvelle sur les hallucinations*, C. VII⁰ Congrès des Aliénistes et Neurologistes. Nancy, in C. R., t. II, p. 50-51.

nique de l'autoreprésentation aperceptive, et justifier l'hypothèse que proposait déjà Baillarger au sujet des hallucinations
psychiques, qu'il considérait comme des « hallucinations incomplètes », nous dirions même « *avortées* ». On peut, en effet,
admettre que l'automatisme des centres idéatifs ou représentatifs s'arrête à cette phase de début de toute hallucination
différenciée, et que le reflux vers le centre sensoriel, moteur ou
cénesthésique qui donne à cette représentation sa spécificité
sensorielle, motrice ou cénesthésique, ne se produise pas ou se
produise d'une façon incomplète. Dans ce dernier cas, notamment, cette hypothèse expliquerait peut-être le caractère vague,
mal défini et à peine sensoriel de certaines des hallucinations
accusées par les malades lucides. Ainsi, le rôle plus ou moins
effacé ou plus ou moins prépondérant des centres sensoriels,
combiné avec le rôle primordial et primitif des centres idéo-
associatifs, expliquerait peut-être les formes intermédiaires ou
les cas de transition que l'on observe si fréquemment entre la
représentation automatique simple, l'autoreprésentation aperceptive et l'hallucination véritable. D'autre part, cette explication ne serait pas non plus en contradiction avec la réalité
des autoreprésentations aperceptives du troisième groupe, que
nous avons discutées. On peut admettre, croyons-nous, que la
pensée automatique, sous forme de concepts et même d'idées
particulières, de tendances ou de volitions, de sentiments ou
d'émotions n'arrive point chez le malade jusqu'au symbolisme
de l'image proprement dite ou du mot par lequel elle se formule
d'ordinaire, et qu'elle n'en reste pas moins considérée par le
sujet, peut-être à cause de son automatisme spécial, comme
étrangère à sa personnalité psychique, à son Moi créateur.

Il faudrait maintenant expliquer pour quelles raisons les
créations de cet automatisme idéatif ou représentatif sont dans
certains cas incorporées au Moi, d'une façon plus ou moins
consciente, il est vrai, comme dans les délires de croyance ou
d'imagination, alors que dans les exemples que nous envisageons ici, elles sont attribuées à une influence étrangère à la
personnalité du sujet. Il serait intéressant aussi d'examiner com-

ment se développe cet automatisme, de quelles parties inconnues du subconscient ou de l'inconscient émergent ces créations irréductibles, complexes ou élémentaires, qui envahissent d'une façon progressive ou subite la conscience partiellement ou totalement submergée (1). L'étude de ces problèmes fort complexes nous entraînerait un peu trop loin du présent sujet.

Mais nous ne voudrions pas terminer ce chapitre de pathogénie qui complète, au point de vue psychologique, ce que nous avons dit déjà du diagnostic différentiel clinique, souvent si malaisé, entre l'hallucination et l'autoreprésentation aperceptive, sans ajouter à nos développements une remarque qui nous paraît essentielle. Si l'isolement de l'autoreprésentation aperceptive nous semble justifié au point de vue théorique et surtout psychologique, nous ne saurions oublier, nous l'avons déjà répété, que la séparation minutieuse de ce qui revient à l'hallucination et à l'autoreprésentation aperceptive n'a, au point de vue clinique, qu'une importance secondaire. Ce qui paraît, en effet, importer surtout au malade, et avec quelque raison, nous devons l'avouer, c'est moins le mécanisme d'expression de l'automatisme qui l'envahit, que ce fait, pour lui essentiel et qu'il affirme d'une façon catégorique, que les représentations, les idées, les images dont il est l'objet ne sont pas les siennes, sont en dehors de sa personnalité, lui sont étrangères : le fait de l'objectivation spatiale est subordonné pour lui, croyons-nous, à l'objectivation psychologique, et c'est peut-être pour cette cause que les renseignements qu'il nous fournit sur l'apparence objective extérieure de ses perceptions hallucinatoires manquent autant de précision et de netteté. La croyance en une influence étrangère agissant sur sa personnalité qui est l'abou-

----

(1) Voir Grasset, *Le psychisme inférieur*, 1 vol., Paris, 1906; Hellpach, *L'inconscient*, Comm. Congrès d'Heidelberg, nov. 1907; Janet, Les problèmes du subconscient, in Rapport au VIe Congrès Internat. de psychologie, Genève, août 1909; Jastrow, *La subconscience* (trad. Philippi), 1 vol. Alcan, 1908; Patini, Le sentiment de personnalisation et sa pathologie, *Ann. di neurol.*, Naples, 1909, fasc. 6; P. Borel, Rêverie et délire de grandeur, in *Journ. de psychologie norm. et path.*, sept.-oct. 1909.

tissant le plus souvent inévitable de cet automatisme, est le fait essentiel que le malade finit par placer au premier plan, et c'est cette croyance, cette idée délirante d'influence (influence purement psychique dans nos observations) que nous allons maintenant envisager.

CHAPITRE II

L'existence chez nos malades de phénomènes d'automatisme mental représentatif élémentaire ne suffirait pas, à elle seule, à rendre compte d'un des caractères essentiels que, par définition, nous avons attribué aux autoreprésentations aperceptives : celui d'être considérées par le sujet comme des créations étrangères à son Moi conscient et créateur, des produits exogènes d'une activité psychique différant entièrement de celle du sujet, qui se borne, affirme-t-il, à subir passivement ces phénomènes sans prendre aucune part personnelle à leur élaboration.

Il est, en effet, assez rare, en pathologie mentale, de voir un fait d'automatisme psychique élémentaire, surtout d'automatisme représentatif, subsister longtemps à l'état pur, analytique, isolé, dans la personnalité du malade ; le plus souvent, le Moi du sujet intervient bientôt, par une sorte de tentative de réduction plus ou moins involontaire, pour l'englober dans des synthèses plus complexes, dans des systèmes coordonnés, de façon à harmoniser, d'une manière plus ou moins consciente, l'apparition du phénomène nouveau avec le reste de la Personnalité. Chez l'obsédé ou chez l'impulsif même, où le processus d'automatisme idéatif ou représentatif est pourtant habituellement considéré par le sujet comme un produit pathologique, mais personnel, de son psychisme perturbé, il n'est pas rare d'observer les tentatives effectuées par le malade pour donner à ce fait d'automatisme élémentaire un substrat affectif ou idéatif plus général, en attribuant son apparition à des causes exogènes plus ou moins réelles : hypothèses ou interprétations qui aboutissent à l'élaboration de véritables idées délirantes, à la transformation de l'obsession pure en un véritable délire coordonné. Pareillement, l'halluciné se résoudra bien rarement ou très passagèrement à considérer isolément le phénomène élémentaire de l'hallucination, qu'il ne tardera pas à englober dans un système explicatif plus étendu et plus général. De même, il sera assez rare d'observer des malades ayant des représentations automatiques et aperceptives simples, se borner purement à la constatation de cet automatisme représentatif sans y incorporer des justifications ou des explications adventices. Cependant, le fait est possible, au début des troubles mentaux : Cotard (1) a publié un cas où le *sentiment d'automatisme*, comme l'appelle Pierre Janet (2), existait pour ainsi dire à l'état pur, le sujet se bornant à constater qu'il n'était pas maître de sa pensée et qu'il était obligé de dire n'importe quoi, ajoutant : « Je n'y comprends rien ». Nous avons observé dernièrement une malade, non internée, chez laquelle nous avons également noté l'existence de ce sentiment d'automatisme non encore accompagné d'interprétations.

OBSERVATION II (résumée).

Délire de persécution ayant débuté il y a environ six mois : interprétations délirantes, hallucinations auditives probables. Automatisme mental idéatif intermittent, conscient et non interprété.

Mlle J. F..., 38 ans, domestique.

Antécédents héréditaires. — Pas de renseignements sérieux sur les antécédents héréditaires.

Antécédents personnels. — Orpheline de bonne heure, élevée par une parente. Instruction primaire. Jamais de préoccupations mystiques exagérées. Domestique depuis l'âge de seize ans. Travailleuse,

---

(1) Cotard, *Du rôle du sentiment d'automatisme dans la genèse de certains états délirants.* Comm. Soc. de psychologie (8 janvier 1909). *Journal de psychologie normale et pathologique,* mars-avril 1909, n. 2.

(2) Pierre Janet, *Les obsessions et la Psychasthénie.* Alcan, p. 272 et suiv.

Petit

dévouée, honnête, docile, très estimée de ses maîtres. Habitudes et conduite régulières. Serait cependant, depuis deux ou trois ans, préoccupée au point de vue génital.

Pas de maladies graves antérieures, sauf une crise de rhumatisme articulaire aigu à 21 ans (aurait eu du délire à cette époque). Pas de troubles cardiaques apparents.

Pas de syphilis, pas d'éthylisme ou d'autres intoxications exogènes appréciables.

Histoire de la maladie. — Les troubles mentaux auraient débuté, il y a environ six mois. J. F..., tout en continuant d'une façon très convenable son service, devient, sans raison apparente, inquiète, triste, maussade. Elle dort mal. Elle finit par avouer à ses maîtres qu' « on lui en veut dans le quartier ». Le concierge, certains fournisseurs, les autres domestiques de la maison, cherchent à la faire passer « pour une amoureuse ». Elle « sent » qu'on lui en veut. On a des attitudes étranges à son égard, on lui dit des mots à double sens. Bientôt elle entend sur son passage des réflexions désobligeantes; on lui dit : « salope, putain... tu en veux (de l'amour), on l'aura, etc. ». Les marchands ambulants, le chiffonnier, s'arrêtent à dessein devant la maison pour lui crier des injures. . les enfants qui passent se moquent d'elle... On lui a dit quelquefois : « voleuse ». Elle est persuadée qu' « on lui fait toutes ces misères » pour l'obliger à abandonner sa place et à quitter ses maîtres pour lesquels elle a de l'affection. Il y a aussi le concierge de la maison qui voudrait abuser d'elle. Persécutée résignée, J. F... s'est contentée de se plaindre timidement à ses maîtres des ennuis qu'on lui suscite et n'a jamais manifesté d'autres réactions vis-à-vis de ses persécuteurs supposés.

J. F... avoue, en outre, que, depuis plusieurs mois, et le matin seulement (notons que la malade déclare ne pas rêver pendant la nuit), alors qu'elle s'occupe de son ménage, il se présente spontanément à son esprit, et sans qu'elle ait la possibilité de s'opposer à leur apparition, des images, des idées et des sentiments variés qui paraissent étrangers à sa conscience et sans rapports, affirme-t-elle, avec ses préoccupations du moment : « C'est l'idée subite que tel jeune homme que j'ai à peine remarqué me recherche pour m'épouser... C'est tel objet, telle personne ou tel évènement, souvent imaginaire, *à quoi je ne pense pas*, qui se présente tout à coup à ma pensée... C'est un sentiment de tristesse ou de gaieté qui m'attriste ou me fait presque rire, sans que j'aie de motifs réels d'être spécialement joyeuse ou triste. Il me semble qu'il y a dans mon esprit une force qui pense malgré moi, sans qu'il me soit possible de l'empêcher... *C'est comme une machine qui penserait pour moi* ».

Au point de vue somatique, notons que la malade, qui est bien réglée habituellement, ne présente pas de stigmates apparents de dégénérescence ou de signes localisés ou généralisés d'une lésion centrale ou périphérique du système nerveux (les réflexes patellaires sont cependant un peu exagérés).

Il est curieux d'observer que la malade qui, d'autre part, est fermement convaincue de la réalité des persécutions dont elle est l'objet, n'interprète pas dans le sens de son délire les phénomènes d'automatisme représentatif aperceptif; elle les considère simplement comme « bizarres » et n'attribue pas leur production à l'influence hostile de ses persécuteurs.

Mais, comme l'a bien remarqué Pierre Janet pour les psychasthéniques, le sentiment d'automatisme entraîne le plus souvent à sa suite d'autres sentiments intellectuels : parmi ceux-ci, P. Janet décrit le sentiment de domination (1) par lequel « les malades attribuent à des volontés étrangères l'action qu'ils ne sentent plus dépendre de leur propre volonté ». Chez nos malades, le caractère de *dépersonnalisation* des phénomènes représentatifs spéciaux dont ils sont l'objet, paraît aboutir, d'une façon presque constante, à ce sentiment de domination d'une volonté extérieure à leur propre personne, qu'ils expriment en disant qu'on les hypnotise, qu'on les suggestionne, qu'on leur fait de la télépathie, qu'on leur impose ou qu'on leur transmet des pensées qui ne sont pas les leurs, etc... En somme, l'attribut d'exogénéité des autoreprésentations aperceptives est presque toujours lié, sous des formules variables, à une idée délirante,

____

(1) P. Janet, *loc. cit.*, p. 273.

de contenu et de couleur à peu près identiques, que l'on pourrait désigner sous l'appellation très générale *d'idée d'influence psychique.*

Comme beaucoup d'idées délirantes, l'idée d'influence psychique n'a par elle-même aucun caractère d'absurdité. La croyance en une action plus ou moins directe exercée sur notre esprit ou sur notre corps par des influences étrangères à notre personnalité se rencontre pour ainsi dire d'une manière banale en psychologie normale, aussi bien de nos jours qu'aux époques les plus anciennes. Prédominante chez les peuples et les mentalités primitives, élément essentiel de ces représentations collectives dont Lévy-Bruhl (1) vient d'indiquer l'importance dans les sociétés inférieures, auxiliaire de la plupart des mythes et des religions, l'idée d'une influence psychique s'exerçant sur l'esprit humain de la part d'entités plus ou moins mystérieuses, se découvre à chaque pas dans l'histoire des peuples et des religions. Que Zeus, Éros, Jupiter ou Apollon suscitent des rêves prophétiques, comme le croyaient les Anciens; que Lucifer, Astaroth ou les anges interviennent pour provoquer ou dissiper des troubles mentaux, comme le diagnostiquait Ambroise Paré (2); que Dieu inspire les pensées ou les actes de ses élus, comme l'affirment les mystiques religieux (3); que les « esprits » des morts communiquent avec le monde sensible par l'intermédiaire de la pensée ou de la main des médiums, comme le soutiennent les spirites (4), c'est toujours, exprimée de façon diverse, la même croyance en une influence mystique dont la cause seule varie avec les lieux et avec les époques : croyance qui vient étayer les besoins méta-

---

(1) Lévy-Bruhl, *Les fonctions mentales dans les sociétés inférieures*, 1 vol. Alcan, 1910.

(2) Voir Vinchon, *Revue de psychiatrie*, 1912.

(3) Voir Delacroix, Analyse du mysticisme de Madame Guyon, in *Revue de métaphysique et de morale*, novembre 1907.

(4) Voir Vaschide, *Les hallucinations télépathiques*, 1 vol. Paris, Bloud, 1908. Gurney, Myers, Podmore, *Les hallucinations télépathiques*, trad. Marillier, 1 vol. Alcan, 1890, 3e éd.

physiques qu'a notre orgueil d'étendre notre personnalité présente au delà des limites de l'espace et du temps, qui satisfait les tendances de notre esprit à dépasser les portes mystérieuses de l'inconnu et à vouloir à toute force expliquer ce qui est encore inexplicable. Car s'il est vain d'assigner actuellement des limites aux acquisitions futures de notre pensée et de borner au moment présent les domaines du connaissable et de l'inconnaissable, il paraît également imprudent de prendre pour des réalités véritables les créations verbales de métaphysiques trop hypothétiques. Quoi qu'il en soit, il est remarquable de voir la facilité avec laquelle l'homme normal attache la notion d'influence psychique aux phénomènes un peu mystérieux de son esprit, et notamment aux phénomènes d'automatisme mental. La croyance en la vertu prémonitoire de certains rêves, de certaines pensées ou de certaines images qui envahissent brusquement et sans causalité apparente notre conscience (pressentiments), l'idée de la muse ou de l'inspiration qui guide la main du poète, etc., constituent des manifestations quotidiennes et banales de ce mysticisme dont l'âme moderne est encore tout imprégnée : mysticisme si général et si commun, qu'il est difficile de ne point le considérer comme inhérent normalement à tout esprit de notre époque.

Il est donc inutile, pour expliquer chez nos malades l'apparition de l'idée d'influence psychique, acceptée et développée par tant d'esprits normaux ou supérieurs (1), d'adopter les hypothèses, d'ailleurs ingénieuses, de Tanzi ou de Meynert sur le mécanisme de régression atavique qui présiderait à la constitution de l'idée délirante, « réapparition, sous une forme consciente et tenace, d'une superstition subconsciente dans le cerveau développé » (2).

L'idée d'influence psychique ne saurait d'ailleurs être consi-

____

(1) Voir Kant, *Les rêves d'un visionnaire éclairés par les rêves de la métaphysique*, 1866; A. Schopenhauer, *Essai sur les apparitions et les faits qui s'y rattachent*, trad. Dietrich, Alcan, 1912.

(2) Cité par A. Marie et Pailhas, *Sur quelques dessins de déments précoces*, in *Bull. Soc. clin. méd. ment.*, novembre 1912, n. 8.

dérée, pas plus que toute autre idée quelle qu'elle soit, comme une idée pathologique à cause de son contenu. Comme on le sait, et comme l'a depuis longtemps exprimé Leuret dans une phrase célèbre, ce n'est pas tant le fond, la couleur ou l'objet de l'idée délirante qui lui donnent son cachet pathologique, qui en font une idée délirante, que les modalités particulières dont elle s'accompagne chez le malade. C'est surtout la prévalence, dans le champ rétréci de la conscience, d'une idée ou d'un groupe d'idées s'imposant avec force à la personnalité du sujet et orientant à peu près incessamment vers un but à peu près identique son activité psychique tout entière, qui rend pathologique la mentalité du délirant en lui faisant négliger ou combattre, au profit des réactions trop particulières que lui dictent ses convictions morbides, les obligations primordiales qu'imposent l'existence individuelle et la vie en société. Nos malades ne sont donc point, tant au point de vue psychiatrique que social, des aliénés, parce qu'ils ont des idées d'influence psychique, mais ils sont des aliénés parce que cette conviction a subordonné à elle la plus grande part de leur activité psychique, les mettant ainsi en conflit avec eux-mêmes, avec leur conduite antérieure ou avec le reste de la société. C'est d'ailleurs uniquement à cause de leurs réactions particulières à l'égard d'autrui, ou des bizarreries de conduite auxquelles les amènent leurs idées délirantes, que ces malades sont le plus souvent internés.

D'autre part, l'idée d'influence psychique paraît s'imposer au malade pour ainsi dire originellement, dès l'apparition, dans sa conscience, du fait d'automatisme représentatif aperceptif. Il est en effet presque logique que les malades présentant des auto-représentations aperceptives attribuent à l'influence d'une force psychique étrangère à leur personnalité ces phénomènes d'automatisme représentatif qu'ils ne s'expliquent point, car la conscience du caractère pathologique des troubles psychiques est, comme on le sait, assez rarement observée, même dans les affections aiguës. Tout fait d'automatisme mental élémentaire, qui n'est pas considéré comme tel par le sujet, qui n'est pas réduit ou dont la durée se prolonge, tend en effet d'abord à s'objectiver psychologiquement ou à se dépersonnaliser, ensuite à être attribué à une influence étrangère, enfin (si les caractères propres du phénomène le permettent), à s'objectiver dans l'espace ou somatiquement par rapport au sujet. Chez les hallucinés, ces trois modalités se trouvent réunies, et le jugement d'objectivité spatiale que porte le sujet implique nécessairement l'idée d'une dépersonnalisation totale du phénomène et d'une influence étrangère productrice de la fausse perception ; mais dans ce cas, cette influence sera considérée comme banale, comme identique aux faits habituels de sensation et de perception qui nous mettent en communication normale avec le monde extérieur, par l'intermédiaire des divers modes ordinaires de notre sensibilité somatique : on pourrait donc dire d'une façon générale que les délires hallucinatoires sont des *délires d'influence somatique*. Dans le cas des autoreprésentations aperceptives, la dépersonnalisation et l'objectivation de la cause exogène des phénomènes se produisent seules et sont exprimées concurremment par l'idée, banale comme nous avons essayé de le montrer, mais cependant assez spéciale, d'une influence psychique extérieure s'exerçant directement sur le psychisme du sujet : en ce sens, on pourrait appeler les délires où dominent les autoreprésentations aperceptives, des *délires d'influence psychique*.

Mais dans l'un comme dans l'autre cas, l'idée de forces ou de puissances étrangères s'exerçant somatiquement ou psychiquement, d'une façon hostile ou bienveillante sur le malade, aboutira le plus souvent à des phénomènes de dépersonnalisation psychique ou somatique, à des états de possession somatique ou psychique ou de dédoublement de la personnalité psychique ou somatique du sujet, ainsi que l'ont indiqué Séglas (1), Marandon de Montyel (2) et P. Janet (3). Les observations cliniques que nous allons maintenant exposer montreront quelques exemples de ces faits.

____

(1) Séglas, *Leçons cliniques*, 1895, p. 563 et suiv.
(2) Marandon de Montyel, *loc. cit.*
(3) Janet, *Les obsessions et la psychasthénie*, vol. 1, 1903, p. 312-315.

TROISIÈME PARTIE

Etude clinique du symptôme autoreprésentation aperceptive dans quelques affections mentales.

—

Il n'est pour ainsi dire pas de signe psychique relevant de l'automatisme mental qui ne puisse, à quelque degré, s'observer dans une des formes cliniques du cadre de la nosologie psychiatrique. Le symptôme autoreprésentation aperceptive n'échappe pas à cette règle et l'on ne saurait s'étonner de le voir, seul ou associé à d'autres manifestations d'automatisme psychique, occuper un rôle secondaire ou prépondérant dans la plupart des affections mentales. Nous allons rapidement examiner les modalités principales qu'il revêt dans quelques-unes de ces affections.

Comme nous l'avons indiqué plus haut, la détermination positive de ce symptôme dépendant surtout des renseignements plus ou moins précis fournis par le malade, les autoreprésentations aperceptives s'observeront de préférence dans les syndromes cliniques où la lucidité de la conscience et l'intégrité relative des processus intellectuels permettront au sujet une analyse assez minutieuse de ses troubles psychiques. Au contraire, le symptôme que nous envisageons apparaîtra d'autant plus rare et d'autant moins net que le déficit intellectuel du malade ou l'obnubilation de sa conscience par des états d'excitation, de dépression ou de confusion sera plus accentué : dans ce cas, il sera souvent difficile, mais non tout à fait impossible, comme le montrent nos observations, de faire le départ, dans l'automatisme total, entre ce qui revient à l'automatisme hallu-

cinatoire et ce qui dépend de l'automatisme pseudo-hallucinatoire représentatif proprement dit.

Mettant ainsi au premier plan, dans le tableau symptomatique,
le degré de conservation de la lucidité ou l'intégrité relative
des processus intellectuels généraux, on pourrait classer, pour
l'étude des autoreprésentations aperceptives, les principales
affections mentales en deux groupes : un premier groupe, comprenant la psychasthénie (obsessions et impulsions) et les délires
chroniques, et dans lequel la lucidité et la conservation des
facultés intellectuelles constituent pour ainsi dire la règle ; un
second groupe, renfermant la confusion mentale, la démence
précoce, les démences organiques (parmi lesquelles nous envisagerons seulement la démence paralytique), la manie, la mélancolie et les psychoses périodiques, et dans lequel les phénomènes d'excitation, de dépression et de confusion ou le déficit
intellectuel sont prépondérants. Cette division est d'ailleurs
toute schématique et faite seulement pour la commodité de
notre étude.

Ajoutons aussi que, au cours de cette incursion rapide à
travers les domaines si vastes des diverses entités nosologiques,
nous n'avons la prétention ni d'étudier toutes les modalités
possibles que peuvent affecter les autoreprésentations aperceptives dans ces groupes morbides, ni d'indiquer toutes les conditions d'apparition ou de disparition de ces phénomènes ou tous
les liens qui les unissent aux autres symptômes. Les observations, que nous avons classées par catégories cliniques, constituent seulement des exemples typiques qui viennent illustrer les
considérations plutôt théoriques que nous avons exposées précédemment.

CHAPITRE PREMIER

LES AUTOREPRÉSENTATIONS APERCEPTIVES DANS LA PSYCHASTHÉNIE (OBSESSIONS ET IMPULSIONS) ET LES DÉLIRES CHRONIQUES.

A. — Les autoreprésentations aperceptives dans la psychasthénie, les obsessions et les impulsions.

« A côté du développement des éléments moteurs et de la tendance à l'action, écrit P. Janet (1) à propos des psychasthéniques, il faut placer le développement des éléments représentatifs et la tendance à l'hallucination ». A ce sujet, cet auteur fait remarquer que si, dans certains cas, l'hallucination des obsédés arrive à revêtir les caractères de l'hallucination véritable, perception sans objet, comme l'avait bien indiqué Buccola, Tamburini, Séglas (2), Stéfani (3), Larroussinie (4), Raymond et Arnaud (5), Pitres et Régis (6), contrairement à l'opinion de Jules Falret, le plus habituellement, le phénomène représentatif manque tellement des caractères de précision, de netteté, d'extériorité, de réalité de l'hallucination véritable, qu'il se rapproche plutôt, comme le remarquent Pick (7) et Francotte (8),

---

(1) P. Janet, *Les obsessions et la psychasthénie*, p. 85.

(2) Séglas, De l'obsession hallucinatoire et de l'hallucination obsédante, in *Ann. médic. psych.*, 30 nov. 1891, *Leçons cliniques*, p. 107.

(3) Stéfani, in *Ann. méd. psych.*, 1892.

(4) Larroussinie, Hallucinations succédant à des obsessions, *Arch. de neurol.*, 1896, II, p. 33.

(5) Raymond et Arnaud, in *Ann. méd. psych.*, 1892, II, p. 201.

(6) Pitres et Régis, *loc. cit.*, p. 58.

(7) A. Pick, Über die Beziehungen zwischen Zwangsvorstellungen und hallucinationen, in *Prager med Wochenschr.*, 1895.

(8) Francotte, Des hallucinations dites psychiques, in *Bull. de la Soc. de méd. mentale de Belgique*, juin 1898.

des pseudo-hallucinations décrites par Kandinsky. De plus, l'apparence *symbolique* (P. Janet) ou *représentative* (Pitres et Régis) toute spéciale de ces hallucinations particulières, leur donne un certain caractère de conscience relative que l'on ne rencontre pas d'ordinaire, à ce degré, chez les hallucinés véritables. Nous ne nous occuperons point de ces phénomènes pseudo-hallucinatoires particuliers, bien étudiés d'ailleurs par Meuriot (1), et qui ne répondent point absolument à la description des autoreprésentations aperceptives que nous envisagerons seulement ici.

Plus proches de ces dernières nous paraissent être ces faits d'automatisme représentatif simple ou idéo-affectif où les sentiments d'automatisme, d'étrangeté du Moi, de dédoublement de la personnalité, de dépersonnalisation complète finissent par amener le sujet à de véritables croyances délirantes en une domination ou une influence psychique s'exerçant sur la mentalité de l'obsédé : influence d'ailleurs le plus souvent nocive et qui aboutit alors à la constitution d'un véritable délire de persécution. Raymond et Janet (2), P. Janet (3), Séglas (4) ont donné des exemples typiques de ces formes morbides qui montrent le passage entre ce que l'on appela la paranoïa rudimentaire (obsession) et la paranoïa confirmée (délires systématisés primitifs), entre l'obsession, l'idée fixe et l'idée délirante.

Nous avons observé nous-même tout récemment un malade obsédé, impulsif et phobique, qui présenta pendant plusieurs mois un délire d'influence psychique, de caractère bienveillant, dont voici les traits essentiels :

---

(1) H. Meuriot, *Des hallucinations des obsédés. Pseudo-hallucinations*, Th. de Paris, 1903, n. 516.

(2) P. Janet et Raymond et Janet, *Névroses et idées fixes*, 2 vol. Alcan, 1898, t. I, p. 375 et suiv., t. II, p. 167, p. 172; *Les obsessions et la psychasthénie*, 2 vol. Alcan, 1903, t. I, p. 590-677 et suiv., t. II, p. 506 et suiv.

(3) P. Janet, *Automatisme psychologique*, 1 vol. Alcan, 1889, p. 132; *Délire systématique à la suite des sentiments d'incomplétude chez un psychasthénique*. C. Soc. de psychologie, 10 janv. 1903.

(4) Séglas *Leçons cliniques*, 1895, Obsessions de persécution, p. 761 et suiv.

Observation III (résumée) (Service du Dr Roger Mignot)

Délire d'influence psychique (transmission de la pensée) transitoire chez un obsédé-phobique présentant actuellement des idées d'automutilation (œdipisme) et d'immortalité.

Charles L..., 38 ans, ingénieur, transféré d'un asile voisin, entre à la maison de Charenton en 1912.

Ses antécédents héréditaires et collatéraux sont très chargés au point de vue névropathique et vésanique (1).

Personnellement, il a toujours été douteur, scrupuleux et phobique; mais les troubles mentaux n'ont nécessité l'internement qu'en 1908, date à laquelle le malade, ayant accusé des idées de suicide, fut interné dans une maison de santé. A ce moment, il présentait des idées mélancoliques, de l'inaptitude au travail avec désintérêt pour les travaux de sa profession, et de l'excitation génitale qui le poussait, contre sa volonté, à se masturber fréquemment. Sorti amélioré, il se livre brusquement, au bout de quelques jours, et devant sa famille, à un acte d'exhibitionnisme génital dont il reconnaît lui-même le caractère pathologique. Interné de nouveau sur sa demande, il demeure deux ans à l'asile d'X..., triste, déprimé, phobique (il craint de se livrer à des violences sur les membres de sa famille qu'il est poussé à frapper; il craint d'être poussé à se suicider, etc...) mais sans délirer à proprement parler.

En juin 1910, il est placé à l'asile de L..., après une sortie d'essai malheureuse effectuée contre sa volonté, et durant laquelle une impulsion l'aurait poussé à se livrer à des actes de violence sur une personne de son entourage.

De ce séjour de si xmois à l'asile de L..., Charles L... a gardé un souvenir inoubliable. « C'est à cette époque, dit-il, que j'ai saisi ce qu'était » la transmission de la pensée. Auparavant, j'en avais entendu par-» ler, mais je ne le croyais pas. Il faut l'avoir subi pour le croire.

---

(1) Voir Le Savoureux, Une observation d'hérédité polymorphe, in *Encéphale*, juillet 1911, n. 7.

» Dès mon entrée à L..., j'ai vu que j'étais influencé par le docteur P...,
» et que je pouvais aussi l'influencer par la pensée... Cela a toujours
» été une influence bienfaisante. Le jeune docteur P... a été en com-
» munication par la pensée avec moi, jusqu'au mois de juin 1911. Sa
» pensée me parvenait immédiatement, dans le cerveau... Com-
» ment ? — C'est difficile à expliquer... par le magnétisme... Suppo-
» sez une transmission électrique qui accorde deux cerveaux... et
» pourtant, ça n'a pas d'intermédiaire... La pensée se transmet
» brusquement comme un télégramme qui vous arrive... mais ce
» n'est que la pensée et rien que la pensée... C'est extraordinaire ! Il
» me suggérait des idées dans mon cerveau directement... C'était
» instantané... C'était bien des pensées qui avaient un sens donné...
» Je ne le comprenais pas par des paroles... Ça n'était pas des sons.
» Ça n'avait pas de timbre... Je savais que c'était le docteur P...
» parce qu'il me voulait du bien et que, quand je l'interrogeais par
» la pensée, il me répondait instantanément, même quand il était à
» d'énormes distances, aussi bien la nuit que le jour .. Il comprenait
» ma pensée comme je comprenais la sienne... J'ai toujours reçu de
» bons conseils, des avertissements, des avis de faire telle ou telle
» chose que j'étais libre de faire ou de ne pas faire... Il me disait par
» la transmission de la pensée : « Faites votre toilette... lavez-vous...
» ne vous masturbez pas... tout dépendra de la manière dont vous
» recevrez telle personne, etc... ». Il m'a annoncé aussi des faits qui
» se sont réalisés dans la suite. La transmission de la pensée a cessé
» malheureusement en juin 1911, au moment de la mort de mon
» parent X..., brusquement, comme quand on coupe un courant ».

Il est à remarquer que ces phénomènes d'automatisme représentatif aperceptif si particuliers ont persisté durant près d'un an, sans
s'accompagner d'autres phénomènes d'automatisme hallucinatoire
ou pseudo-hallucinatoire. Le malade dit seulement qu'au début il
recevait, au commencement de la transmission magnétique, comme
une légère secousse électrique au cerveau. Les rêves du malade n'ont
jamais été interprétés comme le résultat d'une action psychique
extérieure au sujet, et ont toujours été considérés par lui comme des
rêves normaux.

Actuellement, le malade n'accuse plus les idées consolantes d'influence psychique, que nous venons de résumer, et qu'il ne rappelle pas d'ailleurs sans regret. Il a une certaine conscience de son état pathologique, et nous dit même, comme nous lui demandions des explications un peu précises au sujet des idées délirantes qu'il expose : « Je conçois que cela soit difficilement compréhensible pour vous, mais nous ne pouvons nous comprendre : vous avez un cerveau normal et le mien ne l'est pas ». L... est sujet à des états anxieux paroxystiques, durant lesquels il se promène à pas rapides autour de la cour, le visage crispé, sans mot dire, d'un air humble et timide. Dans les intervalles calmes, il est déprimé, ne parle pas spontanément et expose seulement, quand on l'interroge, des idées d'immortalité et d'auto-accusation avec phobie d'œdipisme. Il a reçu à L... la « révélation subite » qu'il était immortel et qu'il souffrirait toujours ; il ignore comment lui est venue cette révélation, mais il est persuadé de sa réalité, malgré « son invraisemblance folle », dit-il lui-même ; « à L..., pendant ma crise de folie, j'ai vu ou j'ai prévu, comme vous voudrez, toutes les guerres ; la guerre des Balkans, les accidents de chemins de fer, les crimes qui se sont produits depuis lors... C'est moi qui ai fait tout cela..., c'est pour cela que j'ai des remords et que je suis agité quelquefois... Je voyais tout cela... Je l'ai vu pendant six mois... puis cela a disparu peu à peu. C'est pour cela que je suis poussé à me crever les yeux et que j'ai peur, si on me laisse seul, d'être obligé de céder à mon impulsion ».

Ajoutons que X..., chez lequel on note quelques stigmates physiques de dégénérescence, ne présente aucun signe marqué d'affaiblissement des facultés intellectuelles ou de l'affectivité.

Ainsi, chez un sujet habituellement obsédé et phobique, nous avons vu s'établir transitoirement un délire typique d'influence psychique basé sur des phénomènes d'automatisme représentatif aperceptif (autoreprésentations aperceptives) dont l'apparition pourrait peut-être s'expliquer par la dépersonnalisation d'idées de contraste attribuées à un personnage en réalité sympathique.

Comme nous l'avons remarqué déjà, au chapitre de diagnostic différentiel, il n'est pas, en effet, absolument rare d'observer chez les obsédés ou les impulsifs, de même que la transformation de l'idée ou de l'image en hallucination représentative ou symbolique, le passage de l'idée ou de la représentation obsédante à l'autoreprésentation aperceptive. Le sentiment de dépersonnalisation, si fréquemment accusé par les psychasthéniques, porte, dans ce cas, sur la représentation mentale elle même, considérée isolément et objectivée psychologiquement. Cette objectivation en dehors du Moi, cette dépersonnalisation du phénomène, explique sans doute qu'il soit commun de voir liée à l'élaboration du nouveau fait psychique l'idée d'une influence psychique extérieure que le sujet acceptera souvent d'autant facilement que ses croyances antérieures ou son caractère mystique l'inclineront volontiers vers de telles hypothèses : ainsi pourra se développer un véritable délire d'influence psychique, transitoire comme dans l'observation que nous rapportons, mais souvent aussi d'allure chronique, et qui peut alors se rapprocher très nettement des délires hallucinatoires ou pseudo-hallucinatoires chroniques proprement dits, dont nous allons donner maintenant quelques exemples.

B. — Les autoreprésentations aperceptives dans les délires chroniques.

Il est possible d'observer des autoreprésentations aperceptives, dans la plupart des formes de délires chroniques (ce mot étant pris dans un sens très général).

Dans les délires dits interprétatifs ou imaginatifs, l'automatisme représentatif peut apparaître seul; mais le plus souvent, il est combiné ou associé aux autres phénomènes d'automatisme mental. L'observation I nous fournit un exemple de ces associations morbides. Quelquefois aussi, on peut saisir en germe le développement de l'objectivation psychologique de l'automatisme élémentaire ou synthétique qui se manifeste dans les rêves : la malade, atteinte de délire interprétatif, que nous avons signalée au chapitre III, comme dépersonnalisant certaines de ses émotions, qu'elle attribue à une influence divine, considère également ment certains de ses rêves comme des produits exogènes dus à une intervention étrangère à sa personnalité.

Nous avons retrouvé assez fréquemment cette dépersonnalisation des rêves attribués à une influence psychique étrangère, chez beaucoup de délirants chroniques hallucinés. L'un de ceux-ci, qui présente un délire de persécution (on l'hypnotise, on lit sa pensée et on la lui répète tout haut... Il sert d'intermédiaire « lumière interne » à des quantités de gens, etc...), appuyé essentiellement sur des hallucinations auditives verbales et cénesthésiques, très nettement caractérisées, et étayé par des interprétations délirantes, raconte, bien qu'il prétende qu'on ne touche pas à sa pensée, « qui est à lui, dit-il, et bien à lui », que, parfois, dans ses moments de distraction, on lui suggère mentalement des airs de musique (qu'il peut d'ailleurs arrêter aussitôt), et que la nuit, son sommeil étant hypnotique, on lui envoie, sous forme de rêves, des avertissements prophétiques plus ou moins variés. Nous pensons, d'après nos recherches, qu'il existe bien peu de délires dits hallucinatoires où ne puissent s'observer, à côté des hallucinations véritables, des autoreprésentations aperceptives. Celles-ci ne sauraient cependant être affirmées qu'après un long examen, car si nous attachons quelque créance aux récits rétrospectifs des malades, ces phénomènes se produiraient surtout à la phase initiale de constitution du délire, période qui échappe le plus souvent à l'observation directe du psychiatre.

Mais, de même qu'on a voulu retrouver partout des hallucinations, il faudrait se garder, ajoutons-nous, de vouloir, à toute force, découvrir sans cesse des phénomènes d'automatisme représentatif aperceptif. Bien que les malades emploient souvent, pour désigner les phénomènes dont ils sont l'objet, les termes de suggestion, d'hypnotisme, de télépathie, il ne faut pas se hâter de conclure, dans ces cas et *a priori*, à un délire d'influence psychique uniquement basé sur des autoreprésentations aperceptives; très fréquemment un examen plus complet vient démontrer que les faits si improprement qualifiés par les malades sont, en réalité, des hallucinations véritables, incontestables. Lorsque les autoreprésentations aperceptives font totalement défaut, le malade se défend d'ailleurs, le plus souvent, de subir aucune emprise sur sa pensée, laquelle, dit-il, est à lui et reste bien à lui.

Néanmoins, il n'est pas rare d'observer, chez les délirants hallucinés chroniques, l'association ou la combinaison des deux éléments, l'hallucination et l'autoreprésentation, qu'il est parfois, d'ailleurs, difficile de différencier très nettement.

Voici quelques exemples cliniques de ces cas mixtes :

OBSERVATION IV (Service du Dr MARCHAND).

Délire de persécution chronique évoluant depuis environ douze ans : interprétations délirantes, hallucinations cénesthésiques et motrices, autoreprésentations aperceptives. Pas d'affaiblissement intellectuel ou affectif.

Mme M..., 58 ans, sans profession, entre, en 1904, à la maison de Charenton, transférée de Sainte-Anne.

Antécédents héréditaires et collatéraux. — Pas de renseignements sérieux.

Antécédents personnels. — La malade aurait été considérée comme normale jusqu'à l'époque de l'établissement de sa ménopause, il y a environ douze ans.

Histoire de la maladie. — A cette époque, elle devient triste, préoccupée, se croit poursuivie par une police privée qui la traque, quitte son domicile et se rend à Paris où ses allures bizarres et ses propos étranges la font interner à Sainte-Anne. Les divers certificats rédigés à cette époque sont ainsi conçus :

« Dégénérescence mentale avec hallucinations multiples, idées de persécution, excitation et plaintes au commissaire de police ». Dr M. (1904).

« Délire de persécution avec interprétations délirantes, hallucinations multiples, excitation, etc. » Dr R. (1904).

En 1906, une rémission légère des troubles mentaux survient pendant quelques mois, et la malade sort de l'Asile. Elle y rentre la même année, avec le certificat suivant :

« Délire de persécution à base d'interprétations délirantes : la malade est traquée par une police privée ; un mauvais génie la poursuit ». D[r] R.

Examen direct. — Actuellement, la malade se présente à notre examen avec les attitudes et les réactions méfiantes et soupçonneuses de la paranoïaque vraie, de la persécutée classique. Elle vit à l'écart des autres malades, travaillant seule, lisant ou s'occupant à des travaux de broderie et n'adressant la parole à personne sans nécessité. Au début, elle a éludé toute conversation avec nous, et ce n'est qu'après guérison d'une hémoptysie, au traitement de laquelle nous participâmes, qu'elle voulut bien, à regret, mais en reconnaissance de nos soins, se prêter à un entretien un peu prolongé avec nous.

Mme M. . est depuis plus de dix ans en butte aux persécutions d'un individu, M. X..., qui la poursuit sans cesse de sa haine. Il a essayé d'attenter à l'honneur, à la vie, à la santé de la malade et continue encore actuellement. Au début, il l'a fait suivre par une police privée, l'a englobée dans des affaires louches où elle a perdu de l'argent. Il l'a incitée, en le lui suggérant mentalement, à commettre des crimes et des choses ignobles, et c'est parce qu'elle n'a pas cédé aux injonctions de ce triste personnage, que ce dernier la fait tenir enfermée indûment dans un asile d'aliénés. X... est un abominable policier, dont elle retrouve, presque chaque jour, les infamies et les crimes rapportés dans les faits divers et la chronique des tribunaux : « c'est lui qui a poussé Mme Steinheil dont il était le médium ».

A l'Asile, X... la tourmente pour ainsi dire jour et nuit. Il joue avec son corps. Il la pique avec des étincelles de la machine électrique, elle les sent. Il abîme sa santé en lui donnant de la toux, des vomissements, des hémoptysies (interprétation des symptômes de la tuberculose pulmonaire dont la malade est atteinte)... Il a truqué cette maison... Elle se sent entourée d'électricité... D'ailleurs, dit-elle, les autres malades en supportent comme elle les effets. La nuit, pendant le sommeil, X... lui envoie des sensations génitales. « Cet homme a des vices répugnants ». Il se venge de cette façon de ce qu'elle n'a pas voulu céder jadis à ses désirs. En outre, X... agit sur son esprit..., il arrête sa pensée et ses mouvements... Autrefois, dit-elle, il lui donnait même des mouvements qu'elle ne pouvait empêcher ; il l'amenait dans des maisons de jeu ou à des rendez-vous dan-

gereux.. Maintenant, il l'empêche souvent de travailler, de lire, de broder; il arrête subitement sa pensée ou sa volonté... Il lit sa pensée et il la suggestionne... Il correspond avec elle par la pensée, « comme
» un médium; ce ne sont pas des paroles entendues par mes oreilles,
» ce ne sont pas des paroles que je sens dans ma tête... Ça n'a pas
» de son, ni de timbre... Ce sont des pensées qu'il m'envoie dans la
» tête, par la suggestion; il me parle sans voix, de pensée à pensée...
» Ce sont des pensées qui me sont données... Je m'en aperçois, parce
» que je ne devrais pas les penser... Quelquefois, il me répète dans
» la pensée ce que je viens de penser moi-même ou il répond à ma
» pensée ».

« Il me donne des pensées que je ne voudrais pas avoir... des
» désirs ou des envies d'accomplir des choses que je ne voudrais pas
» faire; Il m'envoie tout à coup des frayeurs ou des terreurs sans
» motifs... Il cherche ainsi à me rendre folle ».

Pas d'autres idées délirantes nettement décelables.

Pas d'hallucinations auditives, visuelles, olfactives ou gustatives décelables.

Notons enfin que Mme X..., d'intelligence et d'instruction moyennes, ne parait présenter actuellement aucun signe d'affaiblissement intellectuel proprement dit et que l'affectivité chez elle semble peu atteinte. La malade, calme et tranquille, malgré son isolement volontaire, ne présente actuellement ni stéréotypies, ni néologismes, ni bizarreries du langage, de la tenue ou de la conduite.

OBSERVATION V (Service du Dr MARCHAND).

Délire de persécution hallucinatoire et pseudo-hallucinatoire ayant débuté il y a environ trois ans. Persécutée persécutrice amoureuse; idées d'influence psychique et somatique; hallucinations et auto-représentations aperceptives de diverses variétés, interprétations absence d'affaiblissement intellectuel et affectif.

Mlle V. M..., 32 ans, institutrice, entre, en 1912, à la Maison de Charenton, transférée de Sainte-Anne.

Antécédents héréditaires et collatéraux. — Rien à signaler.

Antécédents personnels. — Pas de maladies antérieures graves, sauf, prétend la malade, une courte attaque de « danse de Saint-Guy » pendant son enfance. A toujours vécu auprès de ses parents qu'elle aimait tendrement. Vivait un peu isolée, avait peu d'amies A toujours été peu communicative, peu expansive, mais était bienveillante, charitable et nullement égoïste ; n'a jamais, à proprement parler, présenté les attributs du caractère dit paranoïaque. Etait considérée comme une très bonne institutrice, dévouée et très scrupuleuse. Pas de bizarreries du caractère ou de la conduite. Pas de mysticisme. Il y a quelques années, elle assista, par simple curiosité, dit-elle, à des séances de spiritisme et de tables tournantes qui ne firent que l'amuser sans la convaincre ; depuis sept ans, elle était devenue membre, par curiosité également, dit-elle, d'une société américaine de « coopération mentale » qui a pour but de susciter entre ses membres des sentiments de réconfort et de soutien ; mais, avoue-t-elle, elle n'avait guère éprouvé les résultats heureux de cette coopération et elle croyait que la transmission de la pensée était « une simple plaisanterie » avant les « révélations sentimentales télépathiques » qu'elle a reçues en 1911 du docteur X...

Au début de l'année 1911, Mlle V. M.., qui avait été douloureusement émue par la mort récente de son père décédé d'une affection cardiaque (la malade avait soigné son père avec beaucoup de dévouement et s'était surmenée à son chevet), devient plus sombre, plus taciturne et s'isole, après ses heures de classe, dans son appartement. Puis brusquement, une nuit, elle vient informer une de ses amies, que le Dr X... qui, dit-elle, ne lui avait jamais parlé auparavant, lui a « télépathisé » qu'il l'aimait, qu'il l'attend et qu'elle doit aller le rejoindre immédiatement ; elle prie son amie de l'accompagner dans son expédition nocturne. De tels faits se renouvellent avec fréquence, et malgré les conseils et les exhortations de ses amies, Mlle V. M..., parfaitement convaincue de l'amour de celui qu'elle considère maintenant comme son fiancé, se livre auprès de celui ci, et de son entourage à des démarches, à des sollicitations orales et surtout écrites qui aboutissent, après enquête, à l'internement d'office de Mlle V. M..., au début de 1912.

Les certificats fournis à cette occasion sont ainsi conçus :

« Idées délirantes de persécution, d'influence et de possession, avec hallucination de l'ouïe, de la vue et psychomotrices verbales; illusions, interprétations morbides, réactions extravagantes et désordonnées, écrits incohérents et absurdes à son entourage et à ses chefs, excitation par intervalles ». (Dr D..., février 1912).

« Psychose hallucinatoire chronique avec illusions, interprétations, hallucinations de l'ouïe, de l'odorat et de la sensibilité générale et quelques hallucinations psycho-motrices verbales ». (Dr B..., février 1912).

« Psychose hallucinatoire chronique ». (Dr G. B..., mai 1912).

« Psychose hallucinatoire caractérisée par des hallucinations auditives, des hallucinations de la sensibilité générale, des hallucinations du goût, des hallucinations psycho-motrices. Elle est soumise à une suggestion télépathique. On lui prend ses idées et on lui donne des idées dont elle a honte ». (Dr M..., mai 1912).

Examen direct. — Depuis son arrivée à Charenton, Mlle V. M... est relativement calme, docile et s'excite seulement quand elle réclame sa sortie ou quand elle articule des plaintes contre ses persécuteurs supposés. Elle nous a exposé avec complaisance toute son histoire dans les entretiens nombreux que nous avons eus avec elle et surtout dans les multiples lettres dont la rédaction interminable occupe toutes ses journées. Mlle V. M..., qui est toujours persuadée de l'amour réciproque qui l'unit au Dr X..., auquel elle écrit fréquemment et avec lequel « elle télépathise », dit-elle, tous les jours, présente également des idées de persécution, appuyées par l'interprétation de faits réels, par des hallucinations visuelles, auditives, gustatives, olfactives, cénesthésiques et psycho-motrices verbales et par des autoreprésentations aperceptives de diverses variétés.

On agit sur elle par la suggestion télépathique et par l'hypnose... C'est une « projection de pensée..., une force psychique extériorisée qui agit de diverses façons... Parfois, le courant a une fluidité et une direction sensibles... ce sont comme des rayons grisâtres qui s'incurvent et dont on peut voir la direction... C'est ainsi que cette nuit, où Mme Y... (une autre malade), m'a « vaginée », j'ai vu le rayon venir de la direction où elle se trouvait... Quand c'est le Dr X..., je ne vois rien. Je reconnais que c'est lui parce que c'est plutôt agréable, et ça me donne envie de rire; quand cela vient des autres, ça me fait plutôt mal ». Par cette « force pénétrante et dilatante », on lui fait des « happements de cervelle », des coagulations de sang (je sens comme un bouchon dans une artère); on lui a grossi les os de la tête, on lui « névrite les bronches », on lui déforme la figure, « on lui détraque toute la santé ».

Très souvent, on lui envoie des odeurs infectes... « Je vendrais bien mon nez alors... Ce sont des odeurs d'homme mal tenu, de vases de nuit sales, d'excréments... D'autre fois, c'est plus supportable : odeur de tabac ». Un jour, on lui a envoyé de l'oxyde de carbone et elle a failli mourir; ce jour-là, on a ralenti à dessein la combustion des bûches de son foyer... Cela, ce n'était pas *par la pensée*, c'était réel... On lui donne aussi, dans sa bouche, l'*impression* de goûts de chocolat, de haricots; quelquefois, c'est amer.... elle sait bien qu'il n'y a rien, que ce n'est qu'une impression, mais cela agit cependant... elle a, du reste, le pouvoir d'envoyer elle-même de pareilles impressions. « Ce matin, dit-elle, j'ai envoyé le froid de mon lait dans l'estomac du Dr X... Il suffit de penser avec force pour déplacer son fluide de pensée ».

On lui envoie des « visions intérieures » et des « visions extérieures ». Les deux sortes de visions peuvent se voir les yeux fermés... Les *visions intérieures*, c'est comme les images du souvenir... mais c'est plus vif, plus net... On lui fait voir ainsi, dans la pensée, des faits qui se sont passés autrefois, avec une netteté incroyable... On lui donne aussi des images qu'elle n'a jamais vues. . On lui a fait voir, dernièrement, des paysages, des montagnes qu'elle ne connaissait pas; tout cela se passe en elle, dans son cerveau, grâce à l'action hypnotique, mais souvent aussi cela se rapproche des *visions extérieures* qu'elle localise nettement dans l'espace : c'est ainsi qu'elle a vu, en plein jour, dans la cour, dans la branche d'un arbre, « l'image télépathique » de son père mort : « Je l'ai vue comme je vous vois », on voit même l'éclat des yeux, mais « ça disparaît assez vite ». On lui a envoyé aussi d'autres « tableaux fluidiques », l'image d'Amundsen qui lui a montré en même temps un tableau fluidique du pôle, l'image de deux militaires qui sont entrés dans sa chambre, etc... Souvent, on donne la parole en même temps aux images fluidiques des personnes. « Je crois que les nerfs de tout le corps peuvent apporter même la vision... Je me vois pénétrer dans le corps de Mlle C... et elle peut me pénétrer fluidiquement... Le Dr X... a transposé souvent fluidiquement son visage à la place du mien, et je sentais que les traits, les expressions de physionomie, les grimaces étaient les siens et non les miens... Hier, M. Y... a pénétré fluidiquement en moi et m'a brûlé l'intestin avec sa cigarette. J'appelle fluidiques, dit-elle, ce qui est portraits ou tableaux ; télépathiques, ce qui est paroles ».

On correspond avec elle « par un *langage insonore*, sourd, intérieur : je l'entends dans ma tête, dans mes oreilles, dans mes mains, dans le ventre, même dans le vagin et dans mes pieds... Il est probable que les nerfs des mains et des pieds transmettent la parole, apportée je ne sais comment par les ondes fluidiques... Ce sont des paroles articulées ; j'entends les phrases mot par mot, c'est un langage sourd... C'est le langage télépathique... Je peux moi-même correspondre télépathiquement avec qui je veux ; tenez (la malade parle mentalement ; aucune réaction motrice n'est appréciable sur le visage)... Vous n'entendez pas... Il y a quelqu'un qui doit entraver par là (elle se retourne à droite). D'habitude, c'est plus clair dans mon cerveau... Des personnes prétendent qu'elles lisent ma pensée, qu'elles pensent mentalement et fluidiquement en moi .. Je prononce alors des paroles avec le genre de timbre, le genre de parole qui est fluidiquement en moi... Je parle et je sais à peine ce qu'on me fait dire... On me fait remuer la langue dans la bouche. Je suis obligée de la retenir avec les dents... Quelquefois, je sens qu'on lance dans mon cerveau des pensées, souvent des injures qui ne font que traverser ma tête, comme un faisceau qui se dirige malgré moi vers telle ou telle personne... J'ai l'air ainsi d'injurier fluidiquement des personnes à qui je ne veux, en réalité, aucun mal... Quelquefois, cette pensée insinueuse qui me traverse le crâne est si rapide que je ne comprends pas... Je sens seulement comme des vibrations dans ma tête à ce moment-là ».

« Nous sommes tous soumis à des influences hypnotiques, sans nous en rendre compte. Par force multiple et sournoise, on peut changer le jugement d'une personne... On peut vous imposer des sentiments sans votre avis... Ainsi, ce matin, on m'a inspiré de la colère qui a failli me faire gifler Mme Y... Je n'ai pas entendu de mots à ce moment, c'était une simple violence que l'on mettait en moi... On me donne quelquefois des sentiments de plaisir, d'affection, de fanfaronnade, de gasconnade, de vanité, d'orgueil, de fierté exagérée, d'imbécillité même... On m'empêche de penser, de juger... On arrête ma compréhension et on accélère ma lecture ou ma pensée... On m'amnésie hypnotiquement ».

« On me transmet aussi des sentiments et des pensées, *sans perception de mots*... Je comprends sans paroles... On me met dans l'esprit des choses dont je ne me souviens pas ».

D. « Croyez-vous que chacun de nous comprenne ou sente ce que vous éprouvez ? ». — *R.* « Oui ! Nous sommes tous soumis à la télépathie, même malgré nous. Vous me parlez télépathiquement en ce moment. Vous dites que non... C'est que vous n'en avez pas conscience et qu'une autre personne se sert de vous, comme on se sert de moi, pour télépathiser... ».

Mlle V. M... expose ce délire d'influence psychique et somatique avec prolixité et en se servant de nombreux néologismes : l'influence hypnotique et télépathique qu'elle subit est, prétend-elle, incessante. Cette influence, quelquefois agréable (surtout quand elle provient de son fiancé), est beaucoup plus souvent hostile et Mlle V. M... se plaint amèrement des persécutions diverses dont elle est l'objet. Malgré l'état d'automatisme psychique, presque continuel, dans lequel vit Mlle V. M..., on ne saurait affirmer, croyons-nous, que cette malade, dont la conduite et les réactions sont adéquates au contenu délirant, dont la mémoire et les facultés intellectuelles, malgré les troubles incessants de l'attention, sont conservées, présente actuellement de la dissociation psychique ou un état flagrant de déficit intellectuel.

Cette observation, où nous voyons associées des hallucinations proprement dites et des autoreprésentations aperceptives, chez une malade qui présente, en outre, des interprétations et peut-être des phénomènes imaginatifs, nous paraît un exemple assez typique de l'intrication, difficilement analysable en clinique, des diverses modalités d'automatisme mental. Il nous serait loisible, si l'espace ne nous était pas mesuré, d'exposer d'autres exemples analogues. On trouvera d'ailleurs dans la littérature psychiatrique de ces dernières années, classées le plus souvent sous des rubriques diverses (délires spirites, délires par hallucinations psychiques, délires d'influence hypnotique, délires télépathiques, délires de médiumnité, délires de la fascination hypnotique) (1) des observations à peu près semblables à celles que nous venons de rapporter et que les auteurs ont rattachées, soit aux délires d'interprétation, soit aux délires hallucinatoires ou à la psychose hallucinatoire chronique, soit même à la démence paranoïde. Nous en avons rapporté nous-même quelques exemples au Congrès de Tunis (2).

(1) Voir Bekterew : *Du délire de la fascination hypnotique*, Ass. scientif. des méd. de la Clin. ment. et neur. de Saint-Pétersbourg, 30 août 1905 ; Lévy Valensi et Lerat, *Un cas de délire de médiumnité*, Comm. Soc. méd psych , 22 février 1909 ; Raymond et Janet, *Un cas de délire systématique à la suite de pratiques de spiritisme ;* Deny et Blondel, *Débilité mentale et délire d'interprétation.* Comm. Soc. de psychiatrie, 21 octobre 1909 ; G. Maillard et Lévy-Darras, *Un cas de délire d'interprétation, Délire d'influence télépathique*, Comm. Soc. de psychiatrie, 20 octobre 1910.

(2) G. Petit, *loc. cit.*

CHAPITRE II

A. — Les autoreprésentations aperceptives dans la confusion mentale.

L'automatisme onirique du confus, qui revêt des modalités
si diverses, affecte assez souvent la forme de l'hallucination
(confusion hallucinatoire aiguë de Régis, psychose hallucinatoire aiguë de Séglas et Farnarier). Dans la plupart des cas, les
hallucinations multiples ont les caractères mobiles, incohérents,
variables et mal systématisés de l'état psychique général sous-
jacent, et l'examen objectif le plus attentif, de même que
l'interrogatoire le plus minutieux, permettra difficilement de
saisir la complexité psychologique de la plupart des symptômes
observés. C'est dire que le plus fréquemment la détermination
précise de l'autoreprésentation aperceptive et sa séparation
clinique de l'hallucination véritable seront fort malaisées.

Cependant, en profitant des oscillations de l'état confusionnel
vers la lucidité, qui peuvent s'observer dans cette affection, en
tenant compte des renseignements rétrospectifs fournis par les
malades améliorés ou en voie de guérison, il est possible de se
convaincre que, dans la confusion mentale, l'automatisme mental élémentaire représentatif n'affecte pas nécessairement le
mode de l'hallucination, et qu'il peut également revêtir, en
aboutissant seulement à l'objectivation psychologique et non
spatiale ou somatique, la forme de l'autoreprésentation aperceptive.

Les observations suivantes paraissent confirmer ce point de notre exposé.

Observation VI (Service du Dr Roger-Mignot).

Confusion mentale aiguë hallucinatoire avec autoreprésentations aperceptives à la phase de déclin, chez un sujet ayant présenté antérieurement des idées de persécution (interprétations délirantes) et accusant encore actuellement un délire d'influence somatique et psychique mal systématisé.

Henri U..., 32 ans, employé de commerce, entre, en octobre 1912, à la Maison de Charenton.

Antécédents héréditaires et collatéraux. — Rien de particulier à signaler.

Antécédents personnels. — Pas de maladies graves dans l'enfance. Fièvre typhoïde il y a six ans.

A toujours été peu expansif et de caractère un peu sombre ; ne s'associai. pas aux distractions de ses camarades. Son travail terminé, il rentrait seul dans sa chambre où il s'occupait à lire.

Instruction primaire. Considéré comme un très bon ouvrier, très apprécié par ses patrons. Pas de mysticisme.

Sobre. Pas d'intoxications exogènes ou endogènes connues ; pas de syphilis avouée.

Histoire de la maladie. — Depuis plusieurs années, H. U... apparaît plus sombre et plus taciturne. Il semble, un moment, avoir présenté des préoccupations hypocondriaques, car on remarque qu'il affectionne la lecture d'ouvrages populaires de médecine.

La mort de sa mère, les inondations, enfin l'échec de projets matrimoniaux qu'il avait formés paraissent avoir contribué à accentuer les bizarreries de son caractère. Il y a quelques mois, il aurait déclaré que ses insuccès amoureux avaient pour cause les machinations sournoises des employés de la maison où il travaillait ; s'estimant supérieur, au point de vue professionnel, à ses camarades, il était persuadé que ceux-ci le jalousaient depuis longtemps et cherchaient à lui faire perdre sa place. H. U... justifiait ses croyances à l'aide d'interprétations tirées des propos, des attitudes, etc., de ses compagnons.

Au début d'octobre 1912, H. U... abandonne brusquement son travail, en donnant, de son acte, des motifs très vagues, s'isole davantage et se met à fréquenter avec assiduité les marchands de vins. Tous les soirs, aux dires de son entourage qui l'avait toujours connu sobre auparavant, le malade rentre à son domicile à peu près ivre, « en disputant »; il s'enferme dans sa chambre, ne dort pas, marche toute la nuit, parlant seul, et jetant par moments, par la fenêtre, des appels dans la nuit. Quelques jours avant son internement, il aurait accusé, de façon très nette, un délire de persécution mal systématisé, avec idées de grandeur, idées mystiques et hallucinations : une bande d'ennemis le poursuit, on l'insulte sans cesse; il a des pouvoirs extraordinaires, il a la fortune de Rothschild, il va fonder une religion, etc. Enfin, il tente de se suicider pour échapper à ses persécuteurs en se frappant à coups de tiers-point dans la région du cœur et en essayant de se sectionner avec un couteau les vaisseaux du poignet. C'est dans ces conditions qu'il est placé à Charenton.

Examen direct. — A son entrée, H. U... apparaît en plein état de confusion mentale. Ses propos sont rapides, décousus, son attention instable; il est désorienté dans l'espace et dans le temps, accuse des idées vagues et polymorphes de persécution, de grandeur, hypocondriaques, mystiques. Illusions perpétuelles de fausse reconnaissance. Hallucinations visuelles : visions de cascades; il voit un gamin qui cueille des cerises dans les branches d'un arbre; la nuit, c'est le cinématographe qui déroule ses scènes variées devant lui. Hallucinations auditives : le gamin lui parle à voix basse; il « correspond » avec sa mère décédée, avec ses sœurs, avec son père, etc. Insomnie. Agitation et instabilité motrices; chansons. Fait parfois des difficultés pour s'alimenter (hallucinations olfactives et gustatives probables; idées d'empoisonnement).

Au point de vue somatique, on constate, outre quelques stigmates de dégénérescence, les blessures (sans complications infectieuses), reliquats de sa tentative de suicide, et les signes suivants : mydriase (avec réactions normales), suffusions sanguines sous-conjonctivales, langue saburrale, tremblement des extrémités, réflexes patellaires un peu exagérés, dermographisme. Pas de signes somatiques d'une infection ou d'une intoxication apparente, générale ou localisée. Pas d'hyperthermie. Pas d'éléments anormaux dans l'urine.

Au bout de quelques jours, les phénomènes d'agitation motrice s'atténuent assez rapidement, de même que l'état confusionnel et hallucinatoire. Le malade est mieux orienté, plus attentif, mais conserve encore des erreurs de reconnaissance portant surtout sur les personnes. Il déclare que ce sont les persécutions dont il a été l'objet de la part de ses camarades de travail qui « l'ont rendu fou et l'ont acculé au suicide ». Pendant le jour, les hallucinations visuelles semblent avoir totalement disparu, et le malade consent à discuter et à admettre que, sous l'influence de la maladie, « il a pu voir des choses qui n'étaient pas réelles ».

Autoreprésentations aperceptives. — En revanche, il déclare très fermement qu'il correspond encore avec sa mère et avec sa famille, comme il a correspondu pendant toute sa maladie (il a reçu des conseils et des avis « qu'il garde pour lui »). On lui « parle par la pensée..., ce n'est pas dans les oreilles. — Comment expliquez-vous cela ? — Par l'électricité, par la transmission de la pensée. — Comment votre mère morte peut-elle vous parler par la pensée ? — C'est sa pensée qui pense dans ma tête. — Est-ce une pensée avec des paroles ? — Oui, ce sont des paroles, mais ce sont des pensées... : c'est comme si je pensais à cette lampe là-bas..., seulement la pensée n'est pas à moi. — Comment vous rendez-vous compte que la pensée n'est pas à vous ? — Je le sais... c'est difficile à expliquer... Je ne suis qu'un ouvrier... c'est la pensée de ma mère... ou de ma sœur. — Ces pensées n'ont-elles pas de son, de timbre, comme une voix, comme ma voix ? — Non, ça n'a pas de son... ce sont des pensées. — Ressentez-vous les paroles quelque part dans la tête ? — Je sens que *c'est le cerveau de ma mère qui parle à mon cerveau* ».

Nous avons pu mettre en évidence, pendant plusieurs jours consécutifs, l'existence, chez notre malade, de ces pseudo-hallucinations verbales. Durant cette rémission, H. U..., qui admettait qu'on discutât avec lui la nature des persécutions dont il prétendait être l'objet depuis plusieurs années, restait inébranlable au sujet des pseudo-hallucinations. Peut être existait-il aussi simultanément des hallucinations auditives véritables que nous ne sommes pas parvenu à déceler.

Cependant, malgré la disparition des symptômes confusionnels, l'atténuation des convictions délirantes ne fut que passagère. H. U... est redevenu méfiant et sombre ; il accuse des idées de persécution dont il ne nous fait part qu'au milieu de réticences multiples et en souriant d'un air énigmatique et entendu : « Vous le savez mieux que moi ». Il est impossible de l'interroger actuellement avec quelque profit sur la persistance possible des pseudo-hallucinations, mais il accuse spontanément des hallucinations auditives verbales différenciées, des hallucinations olfactives et gustatives, des hallucinations cénesthésiques et génitales, des illusions de fausse reconnaissance et des interprétations. Notons cependant qu'il déclare toujours que la nuit « on lui fait voir des images comme au cinéma ; ça lui paraît extérieur et cependant, ajoute-t-il, il les voit mieux quand il a les yeux fermés ». Il attribue tous ces phénomènes, auxquels nous ne serions pas nous-même tout à fait étranger, prétend-il, à l'action de la télégraphie sans fil.

Ainsi, chez un sujet de 32 ans, anormal psychiquement depuis plusieurs années, ayant peut-être même esquissé déjà un délire de persécution interprétatif, s'est établi passagèrement, sous l'influence probable d'excès alcooliques inaccoutumés (vins et apéritifs), un état confusionnel avec délire onirique hallucinatoire typique, au déclin duquel les hallucinations visuelles et les hallucinations auditives verbales paraissent avoir cédé momentanément la place à des pseudo-hallucinations verbales (autoreprésentations aperceptives), que le malade accusait très nettement. Actuellement, il est impossible de mettre ces phénomènes en évidence, le malade présentant de nouveau un délire de persécution interprétatif et hallucinatoire dont il est difficile de prévoir l'évolution future, peut-être chronique.

L'observation suivante, qui a trait à un sujet d'un niveau intellectuel de beaucoup supérieur à celui de H. U..., nous paraît cependant, par certains côtés, assez comparable à la précédente.

OBSERVATION VII (résumée) (service du Dr MARCHAND).

Confusion mentale aiguë hallucinatoire et délire hallucinatoire et pseudo-hallucinatoire passager au cours d'un délire d'interprétation chronique.

Mme B..., 50 ans, sans profession, entre en août 1910 à la maison de Charenton.

Antécédents héréditaires et collatéraux. — Une tante morte dans un asile d'aliénés.

Antécédents personnels. — Pas de maladies graves. Pas d'intoxication ou d'infection connues. La malade est encore réglée normalement.

Instruction et éducation bonnes. Caractère habituellement gai et expansif, mais émotivité et susceptibilité exagérées. A toujours été considérée par son entourage comme très orgueilleuse, très infatuée d'elle-même, de sa famille et de ses relations, soucieuse à l'excès de l'opinion d'autrui.

Histoire de la maladie. — Le début de l'affection mentale remonterait à l'année 1906. La malade était alors tourmentée par le souci, d'ailleurs légitime, de marier sa fille, et un délire interprétatif se serait constitué primitivement autour de cette idée prévalente essentielle. Les paroles, les gestes, les personnes de son entourage, les incidents de la chronique de sa petite ville, fournissent d'abord à Mme B... des motifs multiples à des interprétations incessantes. Bientôt, la malade étend le cercle, sans cesse grandissant, de ses idées délirantes, interprétant les nouvelles des journaux, les discours des hommes politiques, les événements les plus retentissants, et en arrivant à se persuader que le monde entier s'intéresse à elle-même, à sa famille et au mariage de sa fille. Le sentiment exagéré qu'elle a de sa personnalité s'accroît de plus en plus, et de véritables idées de grandeur se constituent, concurremment avec des idées de persécution appuyées également sur des interprétations.

En 1910, s'établit progressivement un état d'exaltation de plus en plus accentué, au cours duquel apparaissent, pour la première fois, en septembre 1910, des hallucinations verbales auditives, psycho-motrices, visuelles et cénesthésiques en rapport principalement avec les idées de persécution. Rapidement, le langage de la malade devient incohérent, l'insomnie est presque absolue, une agitation motrice incessante s'établit; Mme B... est sujette à des crises pano-phobiques durant lesquelles elle fuit à travers les pièces de son appar-tement, criant que la maison est minée, que tout va sauter, etc. ; une fois, dans sa frayeur, elle faillit se précipiter dans la rue, par une fenêtre. La famille se décida alors à l'internement, et la malade fut conduite, au début d'août 1910, à la Maison de Charenton.

Examen direct. — A son entrée, Mme B... est en plein état de con-fusion mentale. L'attention de la malade est extrêmement fugace; Mme B. ., complètement désorientée dans l'espace et dans le temps, exprime, d'une façon désordonnée, des idées polymorphes et confuses de grandeur, de persécution, mystiques, hypocondriaques, etc. Il paraît exister, d'une façon presque continuelle, des hallucinations verbales auditives, psycho-motrices, cénesthésiques, visuelles (ces dernières surtout nocturnes). Logorrhée, agitation motrice, raptus panophobiques.

Au point de vue somatique, on note seulement de la mydriase (avec réactions conservées) et une exagération légère des réflexes patel-laires. Pas d'hyperthermie. Les urines ne contiennent pas d'éléments pathologiques.

Cet état de confusion mentale avec délire polymorphe, agitation motrice et hallucinations multiples, sans substratum organique appréciable, a persisté pendant six mois (août 1910 à février 1911), avec de courtes rémissions où, seule, l'agitation motrice se calmait un peu.

Au début de février 1911, les signes confusionnels ont complète-ment disparu. La malade est calme, lucide, parfaitement orientée dans l'espace et dans le temps, et s'exprime avec correction. Elle écrit à sa fille pour réclamer la visite de celle-ci, demande à s'occuper à quelques ouvrages de broderie ; la coquetterie a réapparu. Néanmoins Mme B... continue à exposer, mais avec une systématisation plus rigoureuse, des idées de grandeur et quelques idées de persécution, accroissant le thème primitif du délire interprétatif antérieur ainsi modifié d'idées adventices en rapport avec le contenu du délire hallucinatoire. Mme B... avoue qu'elle vient d'être malade, ou tout au moins « troublée, à la suite du bouleversement général qui vient, dit-elle, de désoler le monde ». C'est durant cette période qu'elle a commencé, déclare-t-elle, à recevoir les « révélations », qui continuent encore, et qui l'ont éclairée sur tout ce dont elle nous fait part. Elle est d'une naissance illustre, elle est devenue par alliance duchesse de R..., elle a une immense fortune, elle possède les châteaux de X, Y, Z, etc.). Priée de nous indiquer, d'une façon plus précise, les moyens par lesquels elle a reçu ces « révélations », Mme B. nous a donné par écrit et spontanément les détails suivants.

La malade a noté très minutieusement et très exactement, nous semble-t-il, les différences remarquées par elle entre les hallucinations véritables et les pseudo-hallucinations. Alors que les hallucinations (qui ont cessé en même temps que les symptômes confusionnels, c'est-à-dire en février 1911) sont considérées par elles comme des « épreuves », un peu artificielles, un peu fictives (elle emploie même, pour désigner ces phénomènes le mot d'hallucinations), les « révélations », qui ont persisté jusqu'au mois de juin 1911, sont dues, a-t-elle toujours affirmé (même après la disparition de ces phénomènes), à l'action de la transmission de la pensée s'effectuant sur sa personne, grâce à une protection divine spéciale. « La transmission très rapide de la pensée, écrit-elle textuelle- » ment quelques jours avant sa sortie de l'asile, et le chaos qui » en résultait pour moi en recevant la pensée de trop nom- » breuses personnes pour qu'il n'y ait pas confusion, a été une de » mes principales épreuves, au début de mon séjour dans la Maison » de santé. Quand les pensées qui m'arrivaient correspondaient à » mes propres sentiments, elles se précisaient et se développaient, » et cela devenait de l'intuition ; car je pouvais imaginer que tel ou » tel personnage politique, telle ou telle personne que je connaissais » pouvait penser telle ou telle chose et me la transmettre. En somme, » je distribuais, je crois, la pensée d'un très grand nombre de per- » sonnes, mais cela sans émettre ou recevoir de sons, par la trans- » mission de la pensée ». Elle fait même la différence entre ces autoreprésentations aperceptives et les hallucinations psycho-

motrices verbales proprement dites. « D'autres fois, on se servait de
» moi comme phonographe pour transmettre les pensées, et je par-
» lais intérieurement ou même avec les lèvres, sans cependant avoir
» le sentiment de proférer moi-même les paroles ».

Mme B... a quitté la Maison de Charenton au début de l'année 1912,
n'ayant plus présenté, depuis juin 1911, de manif stations d'automatisme représentatif, hallucinatoire ou aperceptif, mais continuant à
développer un délire interprétatif de persécution et de grandeur sans
cesse accru par de nouvelles interprétations délirantes. A sa sortie,
on ne pouvait noter, chez notre malade, aucun signe d'affaiblissement
des facultés intellectuelles ou de dissociation affective.

Les deux observations de confusion mentale que nous venons
d'exposer ne sauraient évidemment être considérées comme
des types purs de cette affection ; elles s'éloignent très sensible-
ment des formes habituelles de cette entité nosologique (à substratum toxique ou infectieux ordinairement prédominant) dont
les belles études de Chaslin et de Régis nous ont appris à connaître les modalités. Chez nos malades, il n'a pas été possible
d'établir si des facteurs toxiques ou infectieux présidaient
essentiellement à la genèse de l'état confusionnel ; d'autre part,
la notion du terrain (déséquilibre mental et délire interprétatif
primitif) semblait d'une importance primordiale pour expliquer
la genèse, si particulière chez nos deux malades, du syndrome
confusionnel délirant et hallucinatoire, qui apparaissait plutôt
comme greffé secondairement sur un fonds dégénératif. Aussi,
certains auteurs pourraient-ils considérer avec quelque justesse
les deux observations précédentes comme des exemples de ces
bouffées de délire polymorphe et hallucinatoire qu'il est si fréquent de noter chez les dégénérés.

Faut il donc attribuer au terrain spécial, antérieurement
anormal chez nos malades, l'apparition dans les deux cas de
cette variété si particulière d'automatisme représentatif aperceptif, et admettre que dans les confusions mentales proprement
dites, idiopathiques, toxi-infectieuses, seules les hallucinations
véritables peuvent se rencontrer ? Nous ne pouvons, sur ce point

particulier, donner une opinion de quelque valeur, étant donné
le temps relativement court que nous avons pu consacrer à ces
recherches spéciales. Nous avons bien relevé, dans la littérature,
une observation de MM. Horand, Puillet et L. Morel (1) relative
à un sujet ayant présenté un état confusionnel délirant en
rapport avec des troubles somatiques d'origine thyroïdienne,
état qui aurait guéri sans laisser de reliquats psychopathologiques; mais dans cette observation où l'on peut relever, indiqués
par les auteurs, certains traits caractéristiques des autoreprésentations aperceptives, le malade était également taré antérieurement au point de vue mental.

Nous devons reconnaître cependant que, parmi les formes de
confusion mentale, idiopathiques ou toxi-infectieuses, terminées
par la guérison complète, qu'il nous a été permis d'observer,
nous n'avons pas souvenir d'avoir remarqué, tout au moins
d'une façon nette, l'existence évidente d'autoreprésentations
aperceptives. Le fait que ces derniers phénomènes apparaîtraient
surtout au cours des états confusionnels qui évoluent sur un
fonds dégénératif antérieurement manifeste ou sur un substratum de déséquilibration mentale habituelle pourrait, s'il était
confirmé par des observations plus nombreuses, acquérir une
signification intéressante au point de vue du pronostic.

B. — Les autoreprésentations aperceptives dans la démence précoce.

La démence précoce, qui réalise le type de la démence disso-
ciative (schizophrénie), en libérant de leurs liens affectifs les
éléments primaires de l'activité psychique, nous fournit des
exemples nombreux d'un automatisme mental élémentaire livré
à lui même. Aussi, n'est-il pas rare d'observer, surtout au
début des différentes formes de la démence précoce, les manifestations les plus diverses d'un automatisme mental dont le
sujet peut même avoir une certaine conscience; si les halluci-

---

(1) Horand, Puillet, Morel, Troubles délirants d'origine thyroïdienne chez un prédisposé Opération. Guérison, *Gazette des hôpitaux*, 2-5 nov 1912, n. 126.

nations des divers sens et de la cénesthésie apparaissent le plus fréquemment, on peut noter également l'existence de représentations mentales automatiques simples (Voir p. 46) et d'autoreprésentations aperceptives, ces divers phénomènes pouvant d'ailleurs se combiner, s'associer ou se succéder, en se transformant, d'une façon quelquefois très rapide (1). Mais très souvent, les autres manifestations de l'affection mentale (catatonie, négativisme, suggestibilité, idées délirantes proprement dites, etc.) envahissent la scène et se maintiennent au premier plan, interdisant une exploration quelque peu minutieuse des phénomènes d'automatisme représentatif élémentaire qui se trouvent ainsi masqués par d'autres symptômes plus dramatiques. Aussi, n'est-il guère possible d'observer, avec quelques détails, les autoreprésentations aperceptives que dans les syndromes paranoïdes, symptomatiques de la démence précoce. Dans ces formes persiste longtemps, comme on le sait, un certain degré de lucidité et une intégrité relative des processus de la mémoire qui permettent d'obtenir des malades des renseignements de quelque valeur.

Les deux exemples cliniques d'autoreprésentations aperceptives que nous exposons ci-dessous ont été empruntés à des observations de malades présentant précisément la variété paranoïde de la démence précoce.

OBSERVATION VIII (Service du Dr Roger MIGNOT).

Démence paranoïde évoluant depuis trois ans. Délire de persécution et de grandeur, idées d'influence psychique (autoreprésentations aperceptives avec graphomanie). Affaiblissement affectif évident : réactions et actes démentiels.

Jacques U..., 37 ans, soldat d'infanterie coloniale, entre à la Maison de Charenton en avril 1910.

____

(1) Lugaro, Sur les pseudo-hallucinations (hallucinations psychiques de Baillarger). Contribution à la psychologie de la démence paranoïde, *Riv. di patol. nerv. e ment.*, janvier, février 1903, fasc. 1 et 2.

Antécédents héréditaires et collatéraux. — Pas de renseignements suffisants. Le malade raconte que son père serait mort alcoolique à l'hôpital.

Antécédents personnels. — Pas de syphilis ou d'alcoolisme chronique avoués.

Instruction primaire. Cultivateur avant son arrivée au régiment Engagé dans l'infanterie coloniale où il a servi pendant treize ans, jusqu'en 1909; n'a jamais été gradé; était employé comme cocher et cuisinier; a fait, à trois reprises, un séjour total de cinq ans à Madagascar; quelques accès de fièvre paludéenne, sans gravité, affirme le malade.

Jacques U..., déclare qu'il n'a jamais aimé « à frayer beaucoup avec les camarades »; il n'a jamais eu d'amis.

Histoire de la maladie. — Les troubles mentaux auraient débuté en 1909, alors que Jacques U... se trouvait dans un poste à Madagascar. Rapatrié pour neurasthénie, et envoyé en traitement au Val-de-Grâce, le malade exprime à l'hôpital des idées délirantes polymorphes qui semblent appuyées surtout sur des interprétations; il déclare notamment qu'il doit épouser la femme d'un de ses supérieurs qui l'aurait suivi, prétend-il à tort, jusqu'en France, et il écrit de nombreuses lettres peu cohérentes à l'objet de sa flamme. Enfin, il arrose, un jour, de pétrole ses effets militaires et y met le feu, expliquant que ses habits compromettent le succès de ses démarches matrimoniales.

A son entrée à Charenton, les certificats suivants sont fournis au sujet du malade :

« Débilité mentale avec délire mal systématisé de persécution et de grandeur » (Dr R. M.).

« Débilité mentale avec idées de persécution; hallucinations auditives; fausses interprétations » (Dr M.).

A cette époque, Jacques U... est parfaitement orienté dans l'espace et dans le temps; sa mémoire n'a jamais cessé d'être excellente. « J'ai toute ma lucidité d'esprit, écrit-il alors, et le moral retrempé; je ne suis atteint d'aucune maladie corporelle, et je désire, au nom de l'humanité, pour les malheureux déments à qui vous donnez ici asile, une santé aussi parfaite, si possible meilleure, avec des idées aussi saines ». Il expose, sans réticences et en souriant, des idées d'influence psychique et somatique et de satisfaction, avec tendance à la mégalomanie.

On l'a poussé « par spiritisme » à aller aux Invalides rendre ses galons de soldat de première classe. Il a toujours été un excellent soldat, et le manque de discipline des coloniaux l'a souvent choqué. On lui « inspire des idées politiques et sur l'armée, notamment au sujet d'une guerre avec l'Italie ». S'il a cassé un carreau, c'est qu' « on le lui a inspiré ». Qui ? — Peut-être le médecin du Val-de-Grâce, mais il n'en est pas sûr ; ce dernier est, sans doute, lui-même « suggéré ». On lui « inspire » des idées de suicide subites ; ça lui vient pendant une seconde, puis il n'en a plus envie. On lui a « suggéré » à un certain moment qu'il aurait un rôle à jouer. Il a entendu dire, par le colonel de son régiment, qu'il était mêlé à une affaire politique ; mais sa raison lui dit qu'il n'en est pas capable.

On veut l'impliquer dans des affaires matrimoniales : la femme de son supérieur, à laquelle il écrit et envoie des mandats, ne l'aime pas, mais son mari veut s'en débarrasser et la mettre sur les bras de Jacques U... ; une Dame de France, la fille d'un général, a voulu lui offrir sa main.

A son avis, il y a « quatre ou cinq metteurs en branle de ces suggestions » : ce seraient des hommes politiques de tous les partis qui le feraient suggestionner ; lui, serait le récepteur et le trait d'union. Il est sous l'influence de leurs calculs.

Il y aurait, d'après lui, deux sortes de suggestions : parfois, il « entend vraiment causer : c'est une voix très forte qui lui cause dans le bruit du chemin de fer » ; d'autres fois, « il voit comme dans un rêve les choses qu'on lui suggestionne... c'est parfois animé ».

Le malade avoue d'ailleurs n'être pas affecté par ces « suggestions », qu'il décrit avec quelque satisfaction ; il prétend n'être nullement malheureux. D'autre part, il avoue n'entretenir aucune relation avec sa mère, sa sœur et son frère, pour lesquels il n'a jamais eu, dit-il, aucune affection, et qu'il considère « moins que des étrangers ».

Au point de vue somatique, on note seulement une exagération des réflexes rotuliens. Les pupilles sont égales et réagissent à la lumière et à l'accommodation. Pas de stigmates apparents de dégénérescence.

Dans la suite, Jacques U... continue à se montrer, d'une façon générale, assez indifférent à sa situation actuelle, exposant le plus souvent ses idées d'influence, d'un air satisfait. Il réclame assez rarement sa sortie, se contentant alors, sans insister, de promesses très vagues. Parfois, cependant, il se met à injurier grossièrement et à menacer de mort les médecins et les infirmiers, qu'il accueille, quelques heures après, avec le sourire le plus aimable.

En juillet 1910, il parvient à ébaucher une tentative de suicide par pendaison. Il explique cet acte, aussitôt après, en souriant, prétendant qu'il a été poussé par les spirites. « Vous devez, ajoute-t-il, du reste, en savoir vous-même quelque chose ».

Il occupe la plus grande partie de ses journées à fumer, à se promener dans la cour, à lire les journaux et à rédiger d'interminables écrits qu'il prétend « suggérés par la science ».

Examen direct. — Jacques U..., qui nous tutoie amicalement (bien qu'il nous injurie parfois et nous menace avec la dernière violence), consent volontiers à s'entretenir avec nous de son histoire, quoiqu'il prétende que sur bien des choses nous soyons mieux informé que lui-même.

Il est « pris », nous déclare-t-il, ainsi que nous-même et bien d'autres personnes de notre entourage, et plus de six millions de Français, dans le courant d'une puissante et vaste organisation qu'il appelle « la Science », dont le bureau central siégerait en Amérique et dont le directeur serait un savant du nom de Rochester. Le « courant » de la Science traverse et gouverne une série de gens, « forcés d'agir en automates » comme « agents spirites », d'après les volontés supérieures de la Science. « Il y a des milliards de gens en science ». Ainsi s'expliquerait la fortune singulière de bien des puissants du jour, ou la chute et le malheur d'autres personnes : les uns et les autres seraient, en réalité, irresponsables de leur destin.

Jacques U... est « agent spirite » depuis le 16 juin 1909. Il se trouvait alors dans un poste militaire, à Madagascar : on l'a averti par des allusions qu'il allait devenir spirite, et, à partir de ce jour, la Science a combiné ses efforts pour le faire revenir en France, pour le faire aller au Val-de-Grâce et, de là, à Charenton.

Au début, la Science lui a fait voir des serpents, lui a envoyé « des

rêves dans les yeux » : on lui montrait des scènes militaires, le camp
du poste à Madagascar; ce sont les « tablestres ». On lui donnait
aussi des douleurs dans la tête, en lui soulevant le cerveau par la
pression atmosphérique. On lui a fait entendre des voix par les
oreilles, « dans le genre de Jeanne d'Arc, ajoute-t-il; on m'envoyait
» aussi des airs de musique, des cors de chasse : à certains moments
» je me serai cru dans un music-hall. Tout cela est terminé depuis
» juillet 1911 : le secret a passé ».

« Maintenant, la science correspond avec moi, agent spirite, par
» la *communication cranienne* qui ne touche pas aux oreilles,... *la*
» *science fait applique directement*... au début, la *prise* se déterminait
» par une espèce de froid au front... maintenant, c'est direct... c'est
» des idées qui vous viennent dans la tête, l'esprit de la science qui
» vous informe et vous commande.... c'est une influence magnéti-
» que... cela arrive simplement... c'est une transmission surnatu-
» relle... Non, cela ne ressemble pas à une voix humaine, c'est
» impossible de confondre ces messages avec les voix extérieures...
» j'ai la netteté parfaite des deux choses... Non, cela ne parle pas
» dans ma tête... ce n'est pas à proprement dire des paroles,... c'est *le*
» *courant parolique*... on ne peut pas se tromper... ce n'est pas une
» parole, c'est une impulsion... c'est une pensée qui vous vient de la
» science et vous attire l'idée qui se développe après ».

« Autrefois, c'est vrai, j'ai senti quelquefois des paroles dans ma
» poitrine : la suggestion était plus forte... la science a même parlé
» malgache... des mots que je connaissais... maintenant, ce n'est que
» *le courant parolique* ».

Jacques U... prétend avoir appris, par ces messages et ces com-
munications de la science, les nombreux faits et les multiples événements qu'il nous présente souvent comme de véritables prophé-
ties. C'est ainsi qu'il peut prédire la durée de sa vie et l'époque de
notre mort; qu'il nous renseigne, à quelques grammes près, sur le
poids des divers membres du corps médical de l'asile; qu'il nous
expose les différents articles, numérotés avec méthode, du code
pénal de la science, dont nous sommes tous justiciables, etc. Le
malade prétend avoir appris, de la même façon, tout un système
métaphysique de réincarnations, après un passage plus ou moins

prolongé à l'état d'*amulette* (l'amulette est pour lui une petite âme) :
« Vous, vous devez renaître à Montbéliard, dans le corps d'un gar-
» çon d'une famille ouvrière : votre longévité sera de 68 ans et
» 60 heures. Il est vrai, ajoute-t-il, que la science suggestionne tantôt
» vérité, tantôt contre-sens de vérité ».

« Malheureusement, le spiritisme et la suggestion de la science
» agissent aussi sur moi, reprend le malade, on me pousse à des actes
» que je ne peux pas arrêter... je me raisonne, mais pas toujours...
» la lucidité s'en va... on me force à crier... à ce moment-là, je fais
» marcher le métier et je vous engueule... mais que veux-tu, il ne
» faut pas m'en vouloir, tu sais bien ce que c'est... il y a des colères
» qu'on vous envoie, on ne sait pas soi-même pourquoi ».

En revanche, la science, qui a fait de Jacques U..., un agent spirite, et qui le tient interné, mais seulement à titre provisoire, en
punition de quelques peccadilles, lui réserve en compensation quelques faveurs. Ainsi, il correspond mentalement, « en y pensant, tout
simplement » avec la science, qui lui donne des conseils ou des
réponses aux questions posées; il a le pouvoir de jeter des sorts et
de faire des procès, qui lui ont rapporté près de 104 millions, qu'il
touchera, lui a-t-on dit, à sa sortie. « Sa longévité étant de 109 ans
et 6 jours », on ne saurait l'atteindre physiquement, et il a pu déjouer
facilement nombre de complots et de tentatives de meurtre tramés
contre lui par les infirmiers de sa division, qu'il ne paraît pas esti-
mer particulièrement.

Enfin, en sa qualité d'agent spirite, il pratique l'*écriture scientifique*.
Il désigne par cette dénomination l'écriture qu'il trace, dit-il, « sous
l'inspiration de la Science »; il écrit ce que veut ou pense la Science.
Quand il écrit, il a conscience que son bras et sa main font les mouvements nécessaires, mais l'écriture, affirme-t-il, est modifiée. Ce
n'est plus son écriture, c'est l'écriture de la Science. Il sait cependant
tout ce qu'il écrit et n'est pas obligé de se relire pour comprendre,
car ce que la Science pense passe toujours par sa pensée, et il ne
l'écrit que s'il le veut bien : « Sans cela, ajoute-t-il, j'écrirais du
matin au soir ». Nous l'avons observé au moment où il rédigeait des
messages qu'il affirmait émanés de son directeur Rochester. Avant
d'écrire, il réfléchit en réalité assez longtemps, et son facies décèle

cette réflexion : il attend, dit-il, « à ce moment-là, que les pensées lui parviennent par suggestion ». Ce n'est qu'ensuite qu'il se décide à poser la plume sur le papier et qu'il rédige, avec l'application du soldat peu habitué à tracer des caractères, ses « écrits spirites ». Ajoutons que les productions graphiques de U... (Jacques) portent le cachet si particulier de la démence précoce : les écrits, agrémentés de fioritures, d'arabesques et d'ornements bizarres, renferment des signes cabalistiques, des chiffres énormes et sont rédigés en un style maniéré, prétentieux, ampoulé; ils ont trait ordinairement à des punitions infligées par le malade pour manquement aux articles du code scientifique, ou contiennent des dissertations abracadabrantes sur l'onagre de l'Asie Mineure, les volcans sous-marins, etc.; les stéréotypies du style y sont aussi fréquentes que celles de l'écriture, les néologismes y abondent.

En résumé, chez un sujet âgé actuellement de 37 ans, sans doute atteint de débilité mentale antérieure, s'établit en quelques années un état démentiel tout particulier, fait surtout de dissociation affective, avec conservation de la mémoire et de la lucidité; cet état s'accompagne, en outre, d'idées de satisfaction, de grandeur et de persécution (délire d'influence psychique) étayées par des interprétations et accompagnées, au début, d'hallucinations auditives et visuelles. Actuellement, le délire d'influence psychique domine le tableau clinique, l'automatisme représentatif élémentaire pseudo-hallucinatoire ou imaginatif étant dépersonnalisé et attribué, sans intermédiaires sensoriels, moteurs ou cénesthésiques, à l'action d'une suggestion extérieure au sujet.

Cette observation nous paraît également intéressante par les modalités toutes spéciales des faits désignés par le malade sous la dénomination d'*écriture scientifique*. Peut-on considérer ces phénomènes comme faisant partie de ces hallucinations psycho-motrices graphiques que Séglas a contribué à mettre en lumière et dont Régis (1) a donné autrefois une observation si typique?

____

(1) E. Régis, Un cas de folie systématisée religieuse avec hallucinations psycho-motrices, orales et graphiques, *Journ. de méd. de Bordeaux*, 22-29 janv. et 5 fév. 1893.

Nous ne croyons pas, dans notre cas, que l'on puisse assimiler complètement ces deux phénomènes, pourtant très voisins. Dans l'hallucination psycho-motrice graphique, en effet, dont le type le plus fréquent est réalisé par l'écriture médianimique, le sujet écrit dans un état de subconscience, laissant sa main errer sur le papier sans la diriger : il ne sait pas ce qu'il écrit et il est obligé, pour prendre connaissance du message, de relire ce qu'il vient d'écrire. Notre malade, au contraire, n'ignore rien de ce qu'il écrit : « Cela passe toujours par ma pensée, déclare-t-il », et s'il prend une plume pour formuler ce qu'on lui suggère, c'est qu'il le veut bien. Il n'accuse point l'impulsion irrésistible et presque inconsciente des médiums écrivains et « a d'avance l'idée parfaitement claire de ce qu'il va décrire ». P. Janet (1), qui a observé un cas à peu près analogue à celui que nous venons de rapporter, a bien noté la différence existant entre les deux phénomènes et fait saisir, chez son malade, les caractères tout particuliers de « ces délires de médiumnité chez des sujets qui ne sont pas des médiums du tout ». Cependant, le fait que, dans notre cas, le malade se refuse à reconnaître son écriture comme sienne, rapproche notre observation de celle des hallucinés psycho-moteurs. Cet exemple montre combien est le plus souvent délicate et même subtile la distinction entre l'hallucination psycho-motrice graphique véritable et la pseudo-hallucination motrice graphique (autoreprésentation aperceptive du deuxième groupe), dont Séglas admet cependant implicitement la réalité.

(1) P. Janet, Délire systématique à la suite des sentiments d'incomplétude chez une psychasthénique, Soc. de psychologie, 10 janvier 1908, *Journ. de psych. norm. et path.*, 1908, n. 2, p. 157.

Observation IX (Service du Dr Adam, médecin-directeur de l'Asile de Bourg) (1).

Démence précoce fruste évoluant depuis vingt ans : syndrome paranoïde avec hallucinations auditives, puis autoreprésentatives aperceptives : idées d'influence psychique. Affaiblissement affectif.

G..., (Jules), 42 ans, cultivateur, a été arrêté pour violation de la sépulture de sa mère et interné à l'asile de Bourg, en 1906, à la suite d'un rapport médico-légal du docteur A. Adam.

Antécédents héréditaires et collatéraux. — Un oncle paternel décédé à l'asile de Bourg. Un cousin germain a été interné.

Antécédents personnels. — Instruction primaire.

Variole à l'âge de deux ans. Scarlatine pendant son service militaire. Pas d'excès alcooliques connus; pas de syphilis.

Histoire de la maladie. — Les troubles mentaux auraient débuté vers 1893, il y a bientôt vingt ans par conséquent. Depuis cette époque, on aurait observé chez G..., (Jules), survenant durant des périodes de plus en plus longues et de plus en plus rapprochées, et sans motif appréciable pour l'entourage, de l'inégalité d'humeur, des accès de colère immotivés durant lesquels il a frappé sa mère, de l'insomnie, des fugues nocturnes sans but, de l'excitation sexuelle anormale, des idées délirantes vagues ou mal déterminées par l'entourage, des troubles des actes et de l'incohérence des propos; sa mère disait que, par moments, « il avait l'esprit tout à fait perdu ». Lors d'une période militaire, en 1897, il aurait été renvoyé dans ses foyers comme « présentant des troubles cérébraux ».

Dans son village, on le considérait depuis longtemps comme un aliéné et, par crainte de sa colère, bien qu'il ne se soit jamais livré à aucune violence sur ses compatriotes, on tolérait les étrangetés de sa conduite : on admettait, sans trop de protestations, qu'il pût se prétendre propriétaire d'un champ qui ne lui avait jamais appar-

---

(1) Nous devons des remerciements tout particuliers à M. le Dr Adam, qui nous a permis de publier cette observation, et à notre excellent ami, le Dr Frantz Adam, qui nous a donné, au sujet du malade, des renseignements précieux.

tenu ; on raconte, dans le pays que, dans les rues des villages, il s'arrêtait tout à coup devant les passantes qu'il considérait longuement et fixement sans leur adresser la moindre parole ; toujours taciturne, il aimait également à fréquenter, sans jamais rien consommer, les cabarets de son village, se couchant sans mot dire sur une table ou sur le billard et restant ainsi étendu souvent jusqu'à une heure avancée de la nuit.

Son internement a été motivé par un épisode délirant hallucinatoire plus accentué, au cours duquel, sollicité, dit-il, par les appels de sa mère décédée qui lui criait du fond de la tombe qu'elle avait froid, il n'hésita pas à violer la sépulture de sa mère et à cacher le cadavre de celle-ci dans le fumier de son écurie, en attendant de lui trouver un autre tombeau (1907).

A l'asile, G... se montre calme, lucide ; il expose, sans émoi, les motifs de l'exhumation qu'il a pratiquée pendant la nuit. Sa mère, déclare-t-il, l'appelait sans cesse : « Jules, viens me chercher ! J'ai froid ! » Il a obéi à l'ordre maternel sans aucune hésitation. Il déclare aussi : « Quand j'ai de la peine, ma tête *avigne* ».

A l'examen somatique, on ne note rien de particulier ; pas de stigmates physiques appréciables de dégénérescence.

Depuis son entrée à l'asile, G... est demeuré calme, mais reste taciturne, n'adressant jamais spontanément la parole à quelqu'un. I aide habituellement les maçons dans leurs travaux et jouit d'une certaine liberté qu'il ne songe pas à étendre davantage, car il n'a jamais réclamé sa sortie.

Au mois de juillet 1911, il tenta cependant une fugue vers son village, mais ne fit aucune difficulté pour se laisser ramener à l'asile.

Examen direct. — G... se prête à l'interrogatoire avec indifférence et répond aux questions avec lenteur, en phrases brèves.

Il apparaît orienté dans l'espace et dans le temps, se montre au courant des principaux faits importants de la vie politique, car il lit fréquemment le journal. Il est à l'asile, parce qu'on l'y a conduit « à la suite de l'histoire de ma mère ». Il raconte, sans aucun trouble, l'exhumation du cadavre maternel. Sa mère l'appelait, il entendait parfaitement sa voix... il a continué à l'entendre, au début de son séjour à l'asile, « puis cela a passé ».

Maintenant, il a, de temps en temps, des *bilains* « Un *bilain*, c'est une pensée qui vous est envoyée par quelqu'un et qui vous pousse, non par une voix, mais par une idée qu'on vous met, à faire une chose ». Au mois de juillet 1911, c'est un bilain qui, en révélant à G... qu'il y avait un incendie dans sa maison (fait d'ailleurs inexact), l'a déterminé à quitter l'asile et à essayer de gagner son village.

Le mot *bilain* a été jadis écrit sur la coiffe d'un chapeau de G... (c'était probablement une marque de fabrique), et comme les idées lui viennent par le crâne, il les appelle des *bilains*. « Ce n'est pas M. Bilain qui envoie les idées? — Non, ce sont des pensées, des idées. — Est-ce votre mère? — Je ne crois pas. — Dieu? — Non. — Alors qui? — Eh bien, c'est peut-être les pompiers qui, en bougeant les pompes pour aller au feu, ont produit le *bilain*. — Avez-vous souvent des *bilains*? — Je n'en ai pas eu depuis. — Et auparavant? — J'en ai eu quelquefois. — Pourriez-vous me citer quelques exemples? — C'est quelquefois des idées comme ça, mais je ne m'en souviens plus ».

L'interrogatoire ne met pas en évidence d'autres idées délirantes. L'indifférence affective de G... paraît presque complète; le malade ne demande pas à sortir de l'asile et déclare qu'il n'a besoin de rien.

C. — **Les autoreprésentations aperceptives dans la paralysie générale.**

La paralysie générale peut offrir à l'examen du clinicien, sur un fond d'affaiblissement intellectuel plus ou moins accentué, les syndromes psychopathologiques les plus divers A la période initiale de cette maladie notamment, plus rarement à une phase plus avancée, la prédominance de certains symptômes (délires, troubles de l'humeur, état confusionnel ou hallucinatoire, etc.) peut même en imposer pour une autre affection, en l'absence de symptômes somatiques nettement caractéristiques d'une méningo encéphalite chronique. Souvent, en effet, les signes, du reste encore peu marqués, de l'affaiblissement intellectuel sous-jacent se dissimulent derrière les manifestations plus apparentes de l'automatisme idéo-affectif ou représentatif : créations imaginatives incorporées immédiatement à la personnalité (délires d'imagination (1) et de croyance), représentations automatiques sensorielles, cénesthésiques ou motrices, objectivées spatialement ou somatiquement (hallucinations sensorielles, cénesthésiques ou motrices) (2), enfin, autoreprésentations aperceptives, objectivées psychologiquement. Ces divers phénomènes peuvent d'ailleurs, comme dans les autres formes morbides, s'associer, se combiner ou se succéder de façon variable.

Les phénomènes pseudo-hallucinatoires ont été assez peu étudiés dans la paralysie générale (3); plusieurs auteurs ont remarqué cependant avec quelle fréquence les hallucinations du paralytique général manquaient des caractères de netteté et de précision de l'hallucination véritable. « Nous ne saurions admettre avec Peyre, écrit Usse dans son excellente étude sur les *Délires d'imagination dans la paralysie générale* (4), que presque tous les délires paralytiques dérivent d'hallucinations uniques ou multiples. Nous pensons, au contraire, que l'amnésie, la crédulité, la mythomanie de ces malades doivent faire suspecter l'authenticité des visions, des voix ou autres phénomènes de sensibilité externe ou interne qu'ils accusent. En réalité, malgré leur exaltation imaginative, nos paralytiques généraux ne parlent presque jamais spontanément de leurs troubles sensoriels et ne leur attribuent que rarement les caractères d'extériorité, de spécificité sensorielle, de soumission à une influence extérieure que comporte toute hallucination vraie ». Et l'auteur

---

(1) Usse, *Les délires d'imagination dans la paralysie générale*, Thèse de Paris, 1912.

(2) Voir Baruk, *Les hallucinations dans la paralysie générale*, Thèse de Paris, 1891; Peyre, *Les hallucinations dans la paralysie générale*, Thèse de Montpellier, 1896; Régis et Lalanne, Origine onirique de certains délires dans la paralysie générale, Congrès Int. de méd. ment. Paris, 1900; Ducosté, Les hallucinations dans la paralysie générale, *Encéphale*, février 1907, n° 2; Sérieux, Les hallucinations motrices verbales dans la paralysie générale, *Gazette hebdomadaire*, 1898, n° 49; Sérieux et Roger Mignot, Sur un cas de paralysie générale à forme sensorielle, *Ann. méd. psych.*, octobre 1902; Trénel, Hallucinations psycho-motrices et spiritisme dans un cas de paralysie générale, *Ann. méd. psych.*, novembre 1903.

(3) Hannion, Les pseudo-hallucinations de la paralysie générale (illusions, interprétations), *Union médicale du Nord-Est*, 1895.

(4) Usse, *loc. cit.*, p. 147.

considère ces phénomènes d'apparence hallucinatoire comme très analogues à certaines formes d'hallucinations psychiques ou de pseudo-hallucinations. Il faut reconnaître, en effet, que si l'existence d'hallucinations nettement caractérisées est indéniable dans certaines formes de paralysie générale, très souvent aussi il est difficile de faire, dans cette affection, la démarcation entre ce qui est hallucination proprement dite et ce qui est seulement pseudo-hallucination.

La distinction est cependant possible, dans certains cas, comme le montre l'observation suivante :

OBSERVATION X (très résumée) (due à l'obligeance de
M. le Dr Roger MIGNOT).

Paralysie générale : affaiblissement des facultés intellectuelles avec troubles paréto-ataxiques caractéristiques. Semi-conscience passagère de sa situation. Exaltation maniaque avec euphorie. Automatisme mental imaginatif (idées de satisfaction, de grandeur, mystiques) dépersonnalisé : idées d'influence divine.

Victor B..., 38 ans, magistrat, entre, en mars 1900, à la Maison de santé de X...

Dans ses *antécédents personnels*, on relève un chancre génital induré avec apparition consécutive d'érythèmes, de maux de gorge rebelles, d'une affection oculaire et de « troubles nerveux » ayant débuté dix ans avant l'internement. Pas d'intoxication alcoolique avouée. Onycophagie habituelle depuis l'enfance.

A son entrée à la Maison de santé, on note chez B... les troubles somatiques suivants :

Incoordination motrice légère avec maladresse. Ecriture tremblée, irrégulière, illisible. Troubles dans l'articulation des mots. Exagération des réflexes tendineux. Pupilles inégales, contractées; signe d'Argyll-Robertson positif. Traces légères d'albumine dans l'urine.

A l'examen psychique, apparaît un affaiblissement très marqué de la mémoire, portant sur les faits récents et les souvenirs anciens. Les réactions de l'émotivité sont exagérées et mobiles; l'affectivité
9

semble conservée. Le malade a une certaine conscience de sa situation : il sait qu'il est dans une Maison de santé où « règne un souffle de folie » ; il dit lui-même : « Je suis fou... Je suis devenu fou à la suite de brouille dans mon ménage ». L'attention du malade est très mobile, difficile à fixer ; il existe un certain degré d'excitation maniaque : logorrhée avec parfois verbigération par assonances, mobilité extrême des idées, associations très rapides.

Le malade expose avec emphase et sur un ton déclamatoire des idées de satisfaction (il est fort, puissant, beau) ; de grandeur (il a été choisi par le Tout-Puissant comme maître du monde, il va aller au palais présidentiel se mettre à ses ordres) ; mystiques (il parle sans cesse de Dieu, des élus, de la sainte religion, du Paradis qu'il a si bien gagné, etc.). Pas d'idées hypocondriaques, de culpabilité, de suicide, ni de persécution.

Mais par instant, et brusquement, le malade se met à fondre en larmes : « Je suis fou, hélas ! dit-il alors ; un vent de folie a passé sur moi ». Ces crises de désespoir qui paraissent s'accompagner de sensations angoissantes, car le malade soupire, respire bruyamment comme s'il cherchait de l'air, étreint sa poitrine, cessent au bout de quelques instants et le malade reprend ses réactions de maniaque et son humeur de satisfait.

Le malade a des illusions : les médecins, les infirmiers ont, dit-il, des airs farouches, terribles. Il ne paraît pas exister d'hallucinations véritables : le malade dit bien qu'il a vu le Paradis, entendu le Tout-Puissant lui parler : « *il a eu, dit-il, une inspiration* » ; mais, ajoute textuellement l'observateur, « je crois qu'il s'agit de simples interprétations fausses des données fournies par son imagination ».

Cet état d'excitation maniaque, avec prédominance de l'euphorie, exaltation de l'imagination, graphomanie (le malade écrit inlassablement, avec rapidité et d'une manière illisible, tout ce qu'il dit et tout ce qu'il entend dire autour de lui) persista dans la suite pendant plusieurs semaines, malgré un léger ictus apoplectiforme, et s'accompagna, pendant de courtes périodes, d'un état dépressif durant lequel le malade accusait une certaine conscience de sa situation : il déclara même une fois, alors qu'on l'interrogeait sur ses idées délirantes : « C'est la tête qui parlait ». Le malade exposait alors, très fréquemment, en même temps que des idées variables de satisfaction et de grandeur (projets de constructions charitables, inventions ; il va être canonisé, il fait des miracles, etc.), des convictions assez stables ayant trait à une *influence* divine qui s'exercerait sur sa personnalité : « Je me sens en communication avec Dieu..., je suis le doigt de Dieu..., je parle en communication céleste avec Dieu..., ce n'est ni mon intelligence, ni mon corporel qui parlent, c'est Dieu..., de Dieu vient ma force de production en science et en art ». Il prétend également que c'est Dieu, « en communion » avec lui, qui écrit par sa main (Prié de parler à Dieu, il écrit la demande et la réponse). Il voit bien « à la beauté de ce qu'il écrit et à sa facilité d'*écrire* » que c'est Dieu qui l'inspire... C'est Dieu qui lui envoie toutes les pensées sublimes qu'il expose.

Cet exemple nous paraît assez bien caractériser les modalités si particulières de l'automatisme représentatif imaginatif pathologique, quand il est, comme dans ce cas, dépersonnalisé. Dans cette observation, en effet, contrairement à ce qui a lieu pour les délires de croyance ou d'imagination proprement dits, le malade n'incorpore pas à son Moi les créations de son imagination pathologiquement exaltée : il les dépersonnalise et les attribue (à la suite d'une interprétation si l'on veut, mais cette interprétation a des caractères à la fois très constants et très spéciaux) à une influence exogène, agissant, sans objectivation spatiale ou somatique, sur son esprit : en l'espèce, à l'influence bienveillante de Dieu.

Notons, en outre, que notre sujet, qui se trouvait à la période de début de la paralysie générale, avait passagèrement une conscience relative de sa situation et même, jusqu'à un certain point, de l'automatisme pathologique de son imagination : « c'est la tête qui parlait ». Il est possible que cette demi-conscience vienne, par moments, accentuer l'étrangeté, le caractère exogène, par rapport à la personnalité volontaire, de l'automatisme morbide, et contribuer, sinon à créer de toutes pièces, tout au moins à fortifier la croyance en une influence psychique étrangère.

On sait d'ailleurs, et notre maître M. le Dr Roger Mignot a insisté à maintes reprises sur ce point, qu'il n'est pas rare d'observer des malades atteints de paralysie générale conservant, le plus souvent à la phase initiale de leur affection, une conscience plus ou moins complète de leurs troubles morbides. Si cet état conscient ou semi-conscient joue un rôle dans la genèse et la constitution de l'idée d'influence et de l'automatisme représentatif aperceptif, on ne saurait s'étonner de rencontrer des auto-représentations aperceptives, au début de certaines formes de paralysie générale. A ce sujet, nous aurions voulu exposer avec plus de détails, si la place ne nous avait pas été limitée, deux observations qui pourraient illustrer ce point spécial de notre travail. Nous nous contenterons de les résumer brièvement.

Oʙservation XI (résumée) d'après *le Horla* de Guy de Maupassant (1).

Automatisme représentatif aperceptif (des sentiments, des tendances, des volitions, des actes, des images) dépersonnalisé : idées d'influence psychique aboutissant à la constitution d'un délire de persécution (influence psychique) systématisé. Réactions : fugues, meurtre (incendie), idées de suicide; au début, conscience relative du caractère pathologique des troubles psychiques.

Cette observation est sujette à caution, et nous la donnons plutôt à titre de curiosité; pour qu'elle possédât quelque valeur scientifique, il faudrait, en effet, être assuré que *Guy de Maupassant*, en écrivant *le Horla*, se trouvait déjà à la période initiale de la paralysie générale, et qu'il a noté, dans cette nouvelle, les premiers symptômes de l'affection qui devait l'emporter. Cependant, il nous a paru intéressant d'indiquer avec quelle précision, vraiment impressionnante, un maître écrivain pouvait exposer le rôle, sans cesse grandissant, dans une conscience, d'un automatisme mental pathologiquement perturbé, et décrire les étapes successives de cette dépersonnalisation des sentiments, des tendances, des volitions,

---

(1) Guy de Maupassant, Le Horla, 1 vol. *Œuvres complètes*, Paris, Ollendorf, s. d.

des actes et des images qui aboutit à l'organisation d'un véritable délire de persécution d'influence psychique, et à des réactions dangereuses au premier chef. Voici les points principaux de cette admirable observation.

Début par des troubles subits de l'humeur et des sentiments, « énervement fiévreux..., sensation affreuse d'un danger menaçant..., inquiétude incompréhensible..., crainte confuse et irrésistible » (p. 6 et 7), « frisson d'angoisse sans motifs » (p. 10), attribués d'abord vaguement à « ces influences mystérieuses qui changent en découragement notre bonheur, et notre confiance en détresse » (p. 4), « à ces inconnaissables puissances, dont nous subissons les voisinages mystérieux » (p. 5), « à ces influences inexplicables qu'on appelle suggestions » (p. 20). Automatisme somnambulique (la carafe vidée) « qui fait douter s'il y a deux êtres en nous, ou si un être étranger, inconnaissable et invisible, anime, par moments, quand notre âme est engourdie, notre corps captif qui obéit à cet autre, comme à nous-mêmes, plus qu'à nous-mêmes » (p. 19). Conscience passagère de la nature morbide des troubles psychiques : « Je me demande si je suis fou..., un trouble inconnu se serait donc produit dans mon cerveau... Ne se peut-il pas qu'une des imperceptibles touches du clavier cérébral se trouve paralysée chez moi » (p. 34-35). Tendances motrices ou impulsions inhibitrices dépersonnalisées : « Un malaise inextricable me pénétrait. Une force, me semblait-il, une force occulte m'engourdissait, m'arrêtait, m'empêchait d'aller plus loin, me rappelait en arrière... Il ne se manifeste plus, mais je le sens près de moi, m'épiant, me regardant, me pénétrant, me dominant et plus redoutable, en se cachant ainsi, que s'il signalait par des phénomènes surnaturels sa présence invisible et constante. . J'ai peur... je ne puis plus rester chez moi avec cette crainte et cette pensée entrées en mon âme; je vais partir... Tout le jour j'ai voulu m'en aller; je n'ai pas pu. J'ai voulu accomplir cet acte de liberté si facile, si simple, — sortir — monter dans ma voiture pour gagner Rouen — je n'ai pas pu. Pourquoi? » (p. 36-37). Et ce superbe passage que nous ne résistons pas au désir de citer en entier : « 14 août. Je suis perdu ! Quelqu'un possède mon âme et la gouverne ! Quelqu'un ordonne tous mes actes, tous mes mouvements, toutes mes pensées. Je ne suis plus rien en moi, rien qu'un spectateur esclave et terrifié de toutes les choses que j'accomplis. Je désire sortir. Je ne peux pas. Il ne veut pas; et je reste, éperdu, tremblant, dans le fauteuil où il me tient assis. Je désire seulement me lever, me soulever, afin de me croire encore maître de moi. Je ne peux pas ! Je suis rivé à mon siège; et mon siège adhère au sol, de telle sorte qu'aucune force ne nous soulèverait.

» Puis, tout d'un coup, il faut, il faut, il faut que j'aille au fond de mon jardin cueillir des fraises et les manger. Et j'y vais. Je cueille des fraises et je les mange » (p. 38). Les rêveries de l'imagination attribuées à l'influence mystérieuse et néfaste : « Qu'ai-je donc ? C'est lui, lui, le Horla, qui me hante, qui me fait penser ces folies ! Il est en moi, il devient mon âme, je le tuerai » (p. 50).

Et c'est ensuite, pour échapper à ce « vouloir étranger, entré en lui, comme une autre âme, comme une autre âme parasite et dominatrice » (p. 39), la fuite, l'incendie homicide, et devant la persécution persistante « de l'Etre nouveau, de l'Etre invisible et redoutable » qui ne peut être anéanti, le refuge dans une mort libératrice.

Nous avons retrouvé récemment, chez un paralytique général, d'analogues phénomènes d'automatisme dépersonnalisé, exprimés malheureusement par le sujet dans un langage qui n'a rien de la magie du style exact et coloré de Maupassant.

OBSERVATION XII (résumée) (Service du Dr Roger Mignot).

Paralysie générale à forme hypocondriaque (ou neurasthénique). Affaiblissement de la mémoire et lenteur de l'idéation. Semi-conscience passagère de l'état pathologique. Phénomènes de dépersonnalisation somatique et psychique : sentiments d'étrangeté, de vide dans la pensée, perte du sentiment du réel. Idées hypocondriaques et de persécution variables. Tentatives de suicide absurdes.

L. A..., 42 ans, commerçant, entre, en octobre 1912, à la Maison de Charenton.

Rien de particulier dans les *Antécédents héréditaires et collatéraux.*

Antécédents personnels. — Pas d'éthylisme, pas de syphilis avouée. Surmenage intellectuel et moteur récent.

Histoire de la maladie. — L'affection aurait débuté, quelques mois avant l'entrée à l'asile, par des troubles hypocondriaques variés pour lesquels le malade va consulter nombre de médecins : il se soumet à des traitements hypnotiques et électriques divers, sans résultats satisfaisants appréciables. A... devenu sombre et taciturne, raconte qu'il n'a plus d'idées, que sa mémoire ne fonctionne plus, que « les choses ne se photographient plus dans son cerveau »; il a le sentiment qu'il n'a plus de spontanéité, que sa volonté n'existe plus, qu'il est incapable, par exemple, de lever les bras en l'air. Il « se sent devenir fou ». Il est devenu irritable, souffre de cet état maladif, et a essayé d'échapper à sa triste situation en ébauchant une tentative de suicide ? (il s'est égratigné avec un canif).

Examen direct. — A son entrée à l'asile, le malade apparaît relativement conscient de la nature pathologique de ses troubles psychiques. Lentement, tristement, d'une voix basse et hésitante, il fait part de ses inquiétudes et de ses souffrances. Il est guetté par la paralysie générale; il le sait. « Mon cerveau est vide, déménagé... je ne peux plus penser... j'ai perdu la mémoire. La nuit, quand je m'endors, il me semble que la salle s'agrandit, que les figures se transforment... Mes reins ne fonctionnent plus, ni la vessie, ni le cœur. Je sens de la congestion au cerveau... je suis à bout de souffle... je ne sens plus ce qui se passe dans mon corps... je ne sens pas davantage ce qui se passe au dehors... un jour, l'après-midi, je crois, je ne sais plus, les choses avaient changé d'aspect autour de moi... c'était mort... un chat, ce n'était pas un chat... je voyais un cheval, et je ne m'intéressais pas à ce cheval... Rien ne m'intéresse de ce que j'aimais autrefois... je ne peux plus penser... je ne sais plus penser » (il ferme les yeux, laisse tomber la tête en arrière et pleure à chaudes larmes). Pas d'autres idées délirantes. Pas d'hallucinations.

Au point de vue somatique, on note une légère inégalité pupillaire (avec réactions conservées à la lumière), de l'exagération des réflexes patellaires, du tremblement léger des extrémités, de l'embarras de la parole que le malade paraît se plaire à exagérer. Ponction lombaire : lymphocytose discrète : quatre à cinq lymphocytes par millimètre cube.

Dans la suite, l'état somatique et psychique s'est considérablement aggravé. Des idées délirantes variables et absurdes de persécution, de jalousie et hypocondriaques sont apparues : on a tué sa femme et ses enfants, et on a mis leur cervelet dans son oreiller. Il est couché sur leurs cadavres... Les infirmiers vont faire la noce avec sa femme. On l'a intoxiqué avec le café au lait. On a signé son arrêt de mort; on l'isole du sol. « La maladie du sang se forme de plus en plus... mon cerveau est huileux.... Il y a des combinaisons dans mon cerveau; ça tourbillonne... Je n'y suis plus... Je ne puis plus parler ». Le malade répète souvent : « Je suis en état d'aliénation mentale... je deviens paralytique général ».

Idées d'influence psychique et somatique : Les autres malades l' « influencent... on le suggestionne... on lui donne l'intuition que les restes de la famille Arton sont ici... Des voix se sont croisées en quatre pour me soustraire ma pensée... On me suggère des idées fausses... Les voix me disent par la voix de ma conscience : Ne mange pas..., mange cela..., il ne faut pas manger les biens de la terre. C'est une pensée plutôt... qui n'est pas la mienne... Depuis ce matin, je ne puis plus penser... J'ai la pensée de tous les hommes.... L'équilibre de l'univers est rompu..., je ne suis plus en équilibre...,j'ai fait un mouvement et tout a été transformé dans mon cerveau ». Le malade accuse fréquemment des états cénesthésiques pénibles, ou des idées de transformation de sa mentalité ou de ses organes, à la suite de légers changements d'attitudes, de mouvements insignifiants.

Le malade fait, à diverses reprises, des tentatives de suicide absurdes, en essayant de se mutiler avec des épingles... Il se livre brusquement à des agressions immotivées sur les autres malades ou sur les infirmiers... Il a une attitude anxieuse, craintive; les traits du visage sont immobiles. Les mouvements sont lents. Il s'exprime avec lenteur et avec effort. Il fait des difficultés pour s'alimenter, mange lentement et malproprement, est gâteux. Amaigrissement et déchéance physique assez accentués.

D. — Les autoreprésentations aperceptives dans la manie, la mélancolie et les psychoses périodiques.

Les états psychopathologiques où prédominent les troubles de l'humeur ou de l'émotivité, joie ou tristesse, excitation ou dépression, peuvent également s'accompagner d'autres phénomènes variés d'automatisme idéo affectif ou représentatif. On sait avec quelle fréquence se rencontrent les idées délirantes dans les états maniaques ou mélancoliques, où les hallucinations ne constituent pas non plus des symptômes très rares. Quoique moins commun, l'automatisme représentatif aperceptif peut également s'observer dans les syndromes maniaques et mélancoliques relevant, soit de la manie, soit de la mélancolie, soit des psychoses périodiques.

Observation XIII (Service du Dr Marchand)

Psychose périodique : accès maniaques à répétition suivis d'une courte phase dépressive. Durant les accès, idées délirantes d'influence et de possession psychiques avec autoreprésentations aperceptives Pendant les intervalles lucides, persistance de la croyance en une influence psychique.

L...., 40 ans, couturière, entre en septembre 1912 à la Maison de Charenton.

Antécédents héréditaires et collatéraux. — Père, mort d'une affection cardiaque; était très irascible. Pas d'antécédents vésaniques ou névropathiques connus ou avoués.

Antécédents personnels. — Instruction primaire médiocre : à l'école, « ça n'entrait pas ». Employée dans des ateliers de couture, considérée comme une excellente ouvrière, intelligente dans les affaires de son métier. Vit avec un ami. Mène une existence régulière et laborieuse, mais, depuis le début de son affection mentale, est moins enjouée et change d'atelier après chaque internement. Obligeante et dévouée, de caractère égal, d'humeur plutôt joviale (pas de tempérament cyclothymique).

A les préjugés ordinaires de son milieu social. Jugement très superficiel. Croit à l'hypnotisme, à la transmission de la pensée, au spiritisme : « elle en a vu des preuves dans des représentations théâtrales ».

La malade est sobre et n'est soumise à aucune intoxication habituelle. Rien à signaler au point de vue somatique; la malade est bien réglée.

Histoire de la maladie. — La malade a présenté six accès de folie périodique à type maniaque prédominant. Le premier accès a débuté en 1899 : la malade avait alors 28 ans. Les accès, constitués par une phase maniaque d'une durée de deux à trois semaines et une courte phase de dépression post-maniaque d'une semaine environ, revêtent un type à peu près identique. Nous avons pu observer personnellement le quatrième et le sixième accès, qui ont présenté des modalités à peu près analogues.

Examen direct. — La malade arrive à l'asile en plein état d'excitation maniaque, l'accès d'agitation débutant d'ordinaire assez brusquement. L'accès est caractérisé par une constante euphorie avec réactions bienveillantes et tendances à l'érotisme, une agitation motrice consistant surtout en danses, chants et logorrhée sans incohérence, de l'excitation intellectuelle portant principalement sur la rapidité d'évocation et d'association des idées et des images (quelques associations par assonances). Le sommeil est presque nul. Nous avons noté quelques illusions de fausse reconnaissance, mais la lucidité est d'ordinaire conservée, l'orientation parfaite dans l'espace et dans le temps, bien qu'il semble à la malade que les nuits et les jours aient une durée double. L'attention est instable, mais il est possible d'obtenir, quand on insiste, des réponses précises et exactes.

Au milieu de son agitation, la malade expose des idées délirantes variées, de caractère assez particulier : « Vous lisez dans ma pensée. Vous me dites par la pensée des choses que vous savez : je sais bien que les maladies de nerfs se soignent par la pensée... Je chante, mais ce n'est pas moi... On me fait chanter. On me souffle tout plein d'airs d'opéra... Il faut que j'y aille du petit rouleau de chansons... Vous me soufflez des airs de musique en me regardant les yeux... On fait chanter comme moi n'importe qui... On me fait chanter l'Internationale. Qui ? Vous le savez bien. Les docteurs le savent bien. On me fait voir des décompositions de visage... J'ai cela devant les yeux... Vous nous faites accroire toute espèce de choses... Toutes les pensées sont les mêmes... Tous les docteurs sont comme cela... Ils assemblent les pensées dans nos têtes... c'est comme cela dans toutes les maisons de santé... L'amour..., l'argent..., on me fait travailler tout cela dans ma tête .. Vous savez bien d'ailleurs ce que vous me faites penser... Le sifflet du chemin de fer me dit : « Confiance, espéranto »... Je ne suis pas Jeanne d'Arc pour entendre des voix... *On m'insinue des choses par la pensée...* que je pourrais être princesse, que je pourrais amasser des millions avec les inventions qu'on me donne ».

« Je sens des courants électriques dans le dos parfois... L'électricité fait tout. Ce sont les savants qui font cela, ils peuvent communiquer avec la Lune ».

Parfois, ces idées d'influence arrivent à dominer le tableau clinique ; un des derniers certificats a été rédigé ainsi : « Délire d'influence non systématisé, basé sur des phénomènes d'automatisme psychique, psycho-moteur et psycho-sensoriel, qui s'est déjà manifesté par des crises d'excitation maniaque ».

A l'examen somatique, on ne relève aucun signe pathologique particulier.

Interrogée à la fin d'une crise maniaque, la malade avoue avoir été malade, mais c'est, dit-elle, parce qu'on l'a influencée. Ce sont les médecins qui font des expériences sur elle et elle nous prie instamment de ne pas recommencer : « J'ai assez servi maintenant, je crois ; vous pourriez bien essayer sur une autre ».

Voici les renseignements rétrospectifs qu'elle nous fournit sur sa « période d'influence » (elle désigne ainsi la crise d'excitation maniaque). « Quand la suggestion commence, dit-elle, je me sens prise dans la rue du besoin de penser à des choses auxquelles je n'ai pas l'idée de penser : il s'agit, par exemple, du socialisme ; je pense, malgré moi, aux besoins de l'ouvrier, et pourtant cela ne me préoccupe pas. Il me semble que je pense pour d'autres : ces pensées ne me préoccupent pas. A Londres, quand j'ai été encore malade, il y a deux ans, on me donnait des envies de rire, de moquerie. Je sentais que j'étais environnée. On me donnait un sentiment qui n'était pas à moi. Je ne peux pas arrêter ces idées. Je sens qu'il y a des pensées qui m'entourent... C'est comme un fluide général... c'est difficile à définir ».

« Quand je chante, je compose sur une intuition : dans la rue, au début, il me semble, par exemple, que les chiens ont l'air de causer, qu'ils suivent l'air général. On m'a fait chanter une chanson sur Chavez. Je n'ai plus ma volonté... Je dis les choses qui me passent par la tête... mais il y a des choses que je pense et que je dis... et des choses que je ne pense pas et qui me viennent de l'intuition ou de la suggestion... ma volonté est enlevée par l'intuition ».

« Souvent, il me semble qu'on me souffle des idées... mais je ne les entends jamais... Je n'ai pas de voix, c'est ma tête qu'on fait travailler... on me l'a demandé souvent... C'est du *spirite*, de la suggestion ».

« Quelquefois, pendant la nuit surtout, on m'a donné l'idée de voir.. j'ai cru voir..., était-ce en imagination, était-ce dans ma pensée, un corps en décomposition... cela dure une seconde à peine, c'est devant les yeux .., je sais bien que cela n'existe pas réellement... ce sont des tableaux qu'on vous envoie ».

« Je dis que dans ces moments là je suis malade... mais je ne crois pas que ma tête soit malade... c'est un fluide qu'on fait agir sur vous. Dans ces moments-là, on peut lire dans ma pensée, je le crois. D'ailleurs, vous le savez mieux que moi ».

La malade n'accuse pas d'interprétations de ses rêves ; elle prétend, d'ailleurs, rêver peu.

Il n'existe pas, dans les intervalles lucides, d'autres idées délirantes que la croyance rétrospective aux idées d'influence.

Pas d'affaiblissement intellectuel ou affectif.

Ainsi, chez une maniaque périodique, l'automatisme idéo-affectif, de même que l'automatisme représentatif aperceptif, est dépersonnalisé et attribué par la malade à une influence psychique extérieure (expériences de médecins) agissant directement sur sa mentalité.

De même, nous avons observé récemment, dans le service de

notre maître, M. le Dr Marchand, une mélancolique chez laquelle les idées de suicide, d'indignité, d'auto-accusation, de damnation, d'infidélité étaient accompagnées d'idées de persécution qui semblaient étayées principalement par des autoreprésentations aperceptives accompagnées d'un délire d'influence psychique. Un individu, qui lui a jeté un sort, l'hypnotise. « Il jette dans mon esprit une force qui me commande d'agir... Il me semble qu'il y a une domination sur moi... Il y a des moments, j'ai bonne envie de faire une chose, et tout de suite Il me retient... Il m'envoie des idées que je ne voudrais pas avoir, etc. ».

Blondel (1), Delmas (2), Masselon (3), P. Kahn (4) ont publié, de ces formes morbides, des exemples à peu près analogues. Pour la plupart de ces auteurs, le délire de persécution ou d'influence, qui apparaît dans ces cas, est considéré comme une *interprétation*, soit de l'*excitation mentale*, soit de la *dépression mentale* : *délires d'interprétation à base d'excitation mentale, délires d'interprétation à base de dépression mentale* (Masselon). Nous avons fait connaître plus haut, à diverses reprises, notre interprétation personnelle de ces faits; nous ne reviendrons pas à nouveau sur leur discussion. Cependant, ajouterons-nous, la combinaison à des états d'excitation d'idées d'influence et d'autoreprésentations aperceptives pourrait peut-être rendre compte, dans certains cas, de l'association assez fréquemment observée de la folie intermittente et du délire de persécution (5). L'observation XIII nous paraît intéressante à ce point de vue.

---

(1) Blondel, Troubles de l'humeur. Obsessions et Impulsions. Interprétations délirantes chez une débile. Soc. de psychologie, 4 juin 1909.

(2) Delmas, Troubles portant sur la personnalité chez une malade atteinte de psychose périodique. Soc. de psychiatrie, 24 juin 1909.

(3, Masselon, Les psychoses associées (psychose maniaque dépressive et délire d'interprétation). *Ann. méd. psych.*, Juin 1912

(4) P. Kahn, Un cas de délire de persécution chez un excité maniaque. Soc. de psychiatrie, 21 nov. 1912.

(5) Voir Dubourdieu, *Contribution à l'étude des délires de persécution symptomatiques de psychose périodique*, Th. Bordeaux, 1909; Soum, *Sur une association de la folie intermittente et du délire de persécution*, Th. Bordeaux, 1912.

De cette étude rapide sur les modalités diverses de l'auto-représentation aperceptive dans les diverses formes des affections mentales, nous ne saurions tirer des indications particulières pouvant servir au diagnostic d'un état psychopathique particulier. Pas plus que l'hallucination, l'autoreprésentation aperceptive ne saurait, à elle seule, constituer le signe pathognomonique d'une entité nosologique spéciale. Elle donne cependant, aux syndromes psychiques dans lesquels elle apparaît, un cachet délirant assez original, en raison de l'idée d'influence psychique qui l'accompagne et qui est intimement liée à sa genèse. En ce sens, on pourrait remarquer que, de même que l'hallucination est habituellement accompagnée d'une idée délirante d'influence somatique, de même l'autoreprésentation aperceptive est unie à une idée délirante d'influence psychique.

QUATRIÈME PARTIE

Considérations générales sur l'Evolution, le Pronostic, le Traitement et les Conséquences médico-légales des autoreprésentations aperceptives.

L'autoreprésentation aperceptive, manifestation d'un automatisme élémentaire très voisin de celui de l'hallucination, peut s'observer, comme ce dernier phénomène, aussi bien dans les états psychopathiques aigus que dans les affections mentales chroniques ; nous venons de donner de ce fait des exemples variés.

A. *L'évolution* de l'autoreprésentation aperceptive dépend, comme sa genèse, du rôle, plus ou moins important et plus ou moins persistant, joué par l'automatisme représentatif aperceptif dans l'élaboration générale ou partielle du syndrome psychopathique, aigu ou chronique. La destinée de ce symptôme est donc très variable.

a) *L'autoreprésentation peut disparaître, passagèrement ou définitivement;*

b) *Elle peut se transformer en une autre forme d'automatisme mental;*

c) *Elle peut persister et s'établir d'une façon définitive.*

a) De même que l'apparition des autoreprésentations aperceptives est liée intimement à l'apparition, pour ainsi dire constante, d'idées plus ou moins systématisées d'influence psychique, de même leur disparition s'accompagne habituellement de la disparition de ces idées d'influence. Mais, très souvent, notamment dans les états psychopathiques chroniques ou à la phase de réveil ou d'amélioration de certains états aigus ou subaigus, le délire d'influence, dont les manifestations actuelles se sont pourtant évanouies, n'en persiste pas moins longtemps encore, à titre de souvenir rétrospectif irréductible, dans le contenu du système délirant chronique ou parmi les autres troubles morbides présentés par le malade (Obs. VII et XIII). Il est possible également que le délire d'influence psychique et les autoreprésentations aperceptives ne s'éclipsent que momentanément à la faveur d'une amélioration passagère de l'état pseudo-hallucinatoire, pour réapparaître à nouveau, dans la suite, avec la reprise des autres symptômes (Obs. VI).

b) Nous n'insisterons pas à nouveau sur le passage, si communément observé, de l'autoreprésentation aperceptive à d'autres modalités d'automatisme mental : nous avons cité, au cours de ce travail, de nombreux exemples des différents modes d'évolution de l'automatisme aperceptif, et nous avons vu avec quelle facilité la pseudo-hallucination se transformait en hallucination proprement dite, et notamment en hallucination psycho-motrice, de même qu'elle se combinait et s'associait fréquemment avec les interprétations délirantes, les phénomènes imaginatifs, les représentations obsédantes, etc.

c) Au cours des états chroniques, l'autoreprésentation aperceptive peut enfin persister et s'établir d'une façon définitive (Obs. I, IV, V, VIII). Dans ces cas, les phénomènes de dépersonnalisation psychique finissent par occuper, au bout d'une période plus ou moins longue, une place prépondérante dans la constitution du syndrome morbide. Les idées d'influence psychique se coordonnent ou se systématisent, avec une rigueur en rapport avec le niveau intellectuel du sujet, et le délire d'influence psychique finit par aboutir à l'élaboration progressive d'un délire chronique de dépersonnalisation psychique, de possession psychique, ou de domination psychique, avec dédoublement plus ou moins marqué de la personnalité : délire que l'on pourrait rapprocher des délires de possession corporelle ou des délires dits métaboliques de la personnalité qui s'éta-

blissent ordinairement à la suite d'hallucinations psycho-
motrices persistantes et peuvent s'accompagner d'idées de négation.

B. La *valeur pronostique* d'un seul symptôme, quel qu'il soit,
ne saurait être, si on le considère isolément, que relative. Et de
même que l'autoreprésentation aperceptive ne peut, à elle seule
et par elle-même, pas plus du reste que l'hallucination, servir
de signe pathognomonique pour le diagnostic d'un syndrome
mental particulier, de même il serait téméraire de vouloir établir, à l'avance, l'évolution probable d'un état psychopathique,
d'après la présence ou l'absence, dans le complexus symptomatique, de cet unique signe. En psychiatrie comme en médecine
générale, en effet, c'est grâce à l'observation synthétique de
tous les symptômes principaux, psychiques et somatiques, que
l'on peut espérer parvenir (le plus souvent avec beaucoup de
peine, comme on le sait), à un pronostic de quelque valeur.

Néanmoins, nous sommes obligé de reconnaître que, de
l'étude de l'autoreprésentation aperceptive envisagée à un point
de vue très général semble se dégager une impression assez
défavorable au point de vue du pronostic. Non point que le
symptôme ait une signification fatale, comme c'est d'ailleurs
l'exception pour la plupart des symptômes psychiques des maladies mentales, quant au pronostic *quoad vitam*. Nous pensons également, bien qu'on ait récemment soutenu ce point de vue à propos de l'hallucination, que l'autoreprésentation aperceptive ne
saurait, *à elle seule*, permettre de prédire, de façon certaine, l'évolution vers un état démentiel plus ou moins rapide du syndrome
morbide où elle est observée. Mais il est frappant de constater
que les autoreprésentations aperceptives se rencontrent le plus
souvent au cours d'états dégénératifs tout particuliers, chez des
sujets déséquilibrés ou tarés déjà antérieurement au point de vue
mental. Doit-on accuser le fond de déséquilibre originel, et ne
voir dans l'autoreprésentation aperceptive qu'une manifestation
spéciale d'un état dégénératif progressif, d'une gravité toute
particulière; ou bien l'automatisme aperceptif constitue-t-il un
signe essentiel de la désagrégation, à jamais irrémédiable,

d'une personnalité qui ne retrouvera plus son état, même instable, d'équilibre primitif ? Toujours est-il que la plupart des sujets chez lesquels nous avons reconnu l'existence d'autoreprésentations aperceptives étaient des malades *chroniques,* chez lesquels une atteinte psychique plus ou moins marquée avait été le plus souvent constatée antérieurement à l'apparition de l'automatisme représentatif, et qui, malgré la disparition des autoreprésentations aperceptives, continuaient à présenter des troubles mentaux plus ou moins variés (V. notamment observations III, VI, VII, IX). Aussi, l'apparition passagère ou constante des autoreprésentations aperceptives au cours d'une affection mentale, nous paraît, d'une façon générale, devoir imposer une extrême réserve dans l'établissement du pronostic. Si l'existence des autoreprésentations aperceptives n'implique point nécessairement une évolution vers un état d'affaiblissement intellectuel proprement dit ou de dissociation affective rapide et profonde, elle présage cependant, dans la plupart des cas, une atteinte généralement *chronique* de la personnalité psychique du malade; à ce point de vue, la signification sévère des autoreprésentations aperceptives serait à rapprocher de celle des hallucinations psycho-motrices, sur la gravité pronostique desquelles Séglas en particulier a depuis longtemps insisté.

C. Il ne saurait y avoir, à proprement parler, de *traitement* particulier du symptôme autoreprésentation aperceptive, pas plus qu'il ne saurait exister, scientifiquement tout au moins et d'une manière générale, de traitement monosymptomatique quel qu'il soit. Tout symptôme étant lié pathogéniquement à un substratum général morbide dont il ne représente qu'un des éléments, une médication pathogénique ne peut avoir quelque effet sur le symptôme qu'en s'attaquant au complexus morbide qui le conditionne. Il sera cependant possible, dans les formes psychopathiques récentes aiguës ou subaiguës où apparaissent des autoreprésentations aperceptives, de tenter de réduire l'activité de l'automatisme représentatif aperceptif, souvent en rapport, comme l'automatisme hallucinatoire, avec un état toxique ou infectieux, endogène ou exogène, général ou local. Dans ce cas, il sera utile de déterminer soigneusement le substratum organique apparent ou caché (examen minutieux des divers appareils, analyse de l'urine, examen du sang, etc.) et de mettre en œuvre une thérapeutique appropriée (alitement, désintoxication ou désinfection de l'organisme, etc.). Dans les formes chroniques, l'isolement dans un asile d'aliénés s'imposera le plus souvent.

D. *Au point de vue médico-légal*, des mesures médico-administratives, destinées à protéger le pseudo-halluciné contre lui-même ou à défendre la société contre ses réactions dangereuses, sont assez fréquemment prises contre les malades présentant des autoreprésentations aperceptives. Ces symptômes, s'accompagnant, en effet, d'une manière pour ainsi dire constante, d'idées d'influence psychique, quelquefois consolantes ou bienveillantes, mais le plus souvent de caractère hostile, entraînent fréquemment les malades à des actes nocifs pour eux-mêmes (Obs. VI), ou dangereux pour l'entourage (Obs. I), ou les incitent à des démarches dont la bizarrerie et l'étrangeté compromettent l'ordre public (Obs. V). Dans ces conditions, ces aliénés doivent être déclarés irresponsables au point de vue pénal. Ils peuvent, en outre, au point de vue civil, être privés de l'exercice de leurs droits sociaux et frappés d'interdiction.

CONCLUSIONS

I. Parmi les symptômes variés et disparates connus sous les dénominations communes d'hallucinations psychiques (Baillarger) ou de pseudo-hallucinations (Kandinsky), il est possible de distinguer cliniquement, en s'appuyant sur les descriptions de Baillarger, de Kandinsky, de Kahlbaum et de Séglas, un groupe de phénomènes pseudo-hallucinatoires que l'on pourrait désigner sous le terme générique de *représentations automatiques aperceptives et exogènes* ou plus brièvement *d'autoreprésentations aperceptives*.

II. Ces phénomènes présentent tout d'abord en commun les trois caractères suivants :

1° D'être *automatiques*, c'est-à-dire de surgir spontanément et involontairement dans la conscience du sujet qui ne peut ni s'opposer à leur production, ni les modifier, ni les faire disparaître ou les éloigner du champ de sa conscience;

2° De s'imposer au malade *directement*, en tant que *phénomènes subjectifs immédiats*, le sujet niant, pour expliquer leur apparition, toute intervention d'éléments sensoriels, moteurs ou cénesthésiques intermédiaires interposés entre le monde extérieur et sa conscience. *Ces représentations manquent donc d'un des attributs de la perception externe, la sensation; elles sont aperçues immédiatement dans sa conscience par le sujet.* C'est dans ce sens que nous entendons que ces représentations sont *aperceptives*.

3° D'être considérées par le sujet, bien qu'elles manquent de toute spécificité sensorielle, motrice ou cénesthésique, comme des créations *exogènes*, étrangères par leur origine à son Moi conscient et créateur.

III. Parmi les phénomènes possédant les trois attributs essentiels que nous venons d'énumérer, l'observation clinique nous a permis de distinguer trois groupes d'autoreprésentations aperceptives, différentes par le contenu ou par l'expression des représentations :

1° Des représentations mentales automatiques, consistant en *images sensorielles, motrices simples ou cénesthésiques*, auxquelles le sujet attribue une origine indépendante de sa personnalité psychique, sans qu'il fasse intervenir cependant un élément sensoriel, moteur simple ou cénesthésique *objectif*.

2° Des représentations mentales automatiques, portant uniquement sur des idées *formulées verbalement* auxquelles le sujet attribue également une origine indépendante de sa personnalité psychique, *sans* qu'il accuse cependant l'existence simultanée *d'un élément moteur*, périphérique ou central, non décelable d'autre part par l'examen clinique.

3° Des représentations mentales automatiques consistant en idées particulières ou générales, en tendances ou en volitions plus ou moins complexes, en sentiments plus ou moins précis ou plus ou moins vagues, *non formulés verbalement*, et non rattachés au Moi par le sujet qui les considère comme des faits psychiques étrangers à sa propre personnalité.

IV. Il est possible, dans la plupart des cas, de différencier cliniquement es autoreprésentations aperceptives des représentations mentales proprement dites, des idées obsédantes et impulsives, des hallucinations représentatives de Pitres et Régis, des idées fixes, des phénomènes imaginatifs et interprétatifs, des illusions et des hallucinations sensorielles, cénesthésiques, motrices simples et motrices verbales. L'observation montre cependant qu'il peut exister, entre les autoreprésentations aperceptives et ces divers phénomènes, des combinaisons, des formes de passage ou de transition.

V. La notion d'un automatisme psychique revêtant deux modalités principales (automatisme primitivement synthétique, idéatif ou idéo-affectif; automatisme primitivement analytique ou élémentaire, représentatif) pourrait rendre compte, au point de vue psychologique, du mécanisme pathogénique de l'autore-présentation aperceptive. Les deux phénomènes voisins de l'hallucination proprement dite et de l'autoreprésentation aperceptive constitueraient ainsi deux aspects un peu différents de cet automatisme élémentaire, l'hallucination possédant les deux caractères de l'objectivité spatiale et de l'objectivité psychologique, l'autoreprésentation aperceptive n'ayant que l'attribut de l'objectivité psychologique.

Au point de vue anatomo-physiologique, la théorie de Tanzi sur la pathogénie de l'hallucination n'est pas en contradiction avec l'hypothèse psychologique précédente, et peut expliquer l'absence de spécificité sensorielle, motrice ou cénesthésique qui caractérise l'autoreprésentation aperceptive.

VI. *L'idée d'une influence psychique* extérieure au sujet et s'exerçant seulement sur le psychisme de celui-ci, idée que l'on retrouve exprimée d'une façon banale en psychologie normale, est associée intimement à l'élaboration de l'autoreprésentation aperceptive. *L'idée d'influence somatique* accompagne plutôt l'hallucination proprement dite.

VII. Les autoreprésentations aperceptives peuvent s'observer, avec une fréquence et des modalités variables, dans la plupart des affections mentales, aussi bien dans les formes où la lucidité et la conservation des facultés intellectuelles constituent pour ainsi dire la règle (psychasthénie, obsessions et impulsions, délires chroniques), que dans les groupes morbides où les phénomènes d'excitation, de dépression et de confusion ou de défi-cit intellectuel sont prépondérants (confusion mentale, démence précoce, démences organiques en général — en particulier, la paralysie générale — manie, mélancolie et psychoses pério-diques).

VIII. L'autoreprésentation aperceptive, manifestation d'un automatisme élémentaire très voisin de celui de l'hallucination, peut s'observer comme ce dernier phénomène, passagèrement ou d'une façon constante, aussi bien dans les états psychopathiques aigus que dans les maladies mentales chroniques.

L'autoreprésentation aperceptive ne saurait, à elle seule et par elle-même, pas plus que l'hallucination, servir de signe pathognomonique pour le diagnostic d'un syndrome mental particulier. Elle donne cependant aux états psychopathiques dans lesquels elle se manifeste un cachet délirant tout spécial, en raison de l'idée d'influence psychique qui l'accompagne.

L'apparition, passagère ou constante, des autoreprésentations aperceptives, au cours d'une affection mentale, paraît, d'une façon générale, imposer une extrême réserve dans l'établissement du pronostic.

La persistance prolongée des autoreprésentations aperceptives aboutit le plus souvent à un délire de dépersonnalisation, de possession ou de domination psychiques.

IX. Le traitement de l'autoreprésentation aperceptive, possible dans les affections aiguës, est celui du syndrome mental général qui conditionne son apparition.

X. Au point de vue médico-légal, l'autoreprésentation aperceptive, comme l'hallucination, n'a de conséquences que par ses rapports avec l'affection mentale causale dont elle constitue seulement un signe pathologique.

INDEX BIBLIOGRAPHIQUE (1)

Abramowski. — L'image et la reconnaissance (*Arch. de psychologie*, oct. 1909).

— Sur la définition descriptive de la perception et du concept (*Rev. psychologique*, 1909-1910).

— Dissociation et transformation du subconscient normal (*Rev. psychologique*, 1909-1910).

— Les sentiments génériques en tant qu'éléments de l'esthétique et du mysticisme (*Rev. psychologique*, mars 1911).

— L'analyse physiologique de la perception (1 vol., Paris, Bloud, 1911).

— Télépathie expérimentale en tant que phénomène cryptomnésique (*Journ. de psych. norm. et path.*, 1912, n. 5 et 6).

Adamkiewicz. — Avec quelle région de l'encéphale le travail de la pensée est-il produit par l'homme ? (*Neurol. centralbl.*, 1er août 1905).

Aimé. — Hallucinations chroniques visuelles sans délire (Congrès des alién. et neurol. Amiens, août 1911).

Alberti. — La paranoïa suivant les derniers travaux italiens (*Note e Riv. di psych.*, 1908).

Allan-Kardec. — Le Livre des Esprits, etc. (1 vol. Paris, 11e édit., 1864).

Angiolella (G.). — Des hallucinations et des psychoses hallucinatoires (*Il Manicomio*, 1905, n. 1).

---

(1) Cette bibliographie a été limitée à l'indication des travaux les plus importants relatifs aux hallucinations et aux pseudo-hallucinations en général. Parmi les autres publications du même ordre, nous avons cité seulement celles que nous avons utilisée plus spécialement pour cette étude.

— 151 —

ANGLADE. — Rapport sur les délires systématisés secondaires (Congrès de Marseille, 1899).

ANTHEAUME et DROMARD. — Poésie et folie. Essai de psychologie et de critique (1 vol., Doin, 1908).

ANTHEAUME et TREPSAT. — Délire d'imagination et psychose périodique (*Encéphale*, 10 sept. 1912).

APTE (M.). — Les stigmatisés. Etude historique et critique sur les troubles vaso-moteurs chez les mystiques (Thèse Paris, n. 517, Rousset, 1903).

ARNAUD. — Sur certains cas d'aboulie avec obsessions interrogatives et troubles des mouvements (*Ann. méd. psych.*, 1892, p. 67 et 196).

— Variétés cliniques du délire de persécution (*Ann. méd. psych.*, mars 1893).

— Psychoses constitutionnelles (Traité de path. ment. de G. Ballet. 1 vol., Doin, 1903).

— Sur un mode de combinaison de la psychasthénie et du délire (*Journ. de psych. norm. et path.*, mai-juin 1908, n. 3)

ARSIMOLES. — Impulsions obsédantes d'origine hallucinatoire (*Encéphale*, août 1908).

BAILLARGER. — De l'influence de l'état intermédiaire à la veille et au sommeil sur la production et la marche des hallucinations (Mémoire à l'Académie de médecine, 14 mai 1842. T. I des Recherches sur les maladies mentales, p. 167 et suiv.).

— Application de la physiologie des hallucinations à la physiologie du délire considéré d'une manière générale. Théorie de l'automatisme (1845) (t. I des Recherches sur les maladies mentales, p. 494 et suiv.).

— Des hallucinations, des causes qui les produisent et des maladies qu'elles caractérisent (Mém. de l'Académie royale de médecine, t. XII. Paris, Baillière, 1846).

— Discussion sur l'extase, la catalepsie et les hallucinations à la Soc. méd. psych., 29 oct. 1855 (*Ann. méd. psych.*, janv. 1856).

— De l'automatisme (*Ann. méd. psych.*, 1856, t. II, p. 54).

— La théorie de l'automatisme étudiée dans le manuscrit d'un

monomaniaque (1856) (t. I, p. 563 et suiv. des Recherches
sur les maladies mentales, 1890).

BAILLARGER. — Recherches sur les maladies mentales (2 vol. Paris,
Masson, 1890).

— Physiologie des hallucinations. Les deux théories (t. I des
Recherches sur les maladies mentales, p. 693 et suiv.).

— Physiologie des hallucinations (t. I des Recherches sur les
maladies mentales, p. 569 et suiv.).

BAIN — Les émotions et la volonté (1 vol. Paris, Alcan).

BALL. — Leçons sur les maladies mentales (1 vol., 2ᵉ édit. Paris,
Asselin, 1890, p. 23, 49, 140).

— Du délire des persécutions ou maladie de Lasègue (1 vol.
Paris, Asselin et Houzeau, 1890).

BALL et RITTI. — Article *Délire* (Dict. encyclopéd. de Dechambre,
t. XXV, p. 316).

BALLET (Gilbert). — Le langage intérieur et les formes de l'aphasie
(Thèse pour l'agrégation. Paris, Alcan, 1886).

— Psychoses et affections nerveuses (1 vol. Paris, Doin, 1897),
2ᵉ et 5ᵉ leçons.

— Swedenborg (1 vol. Paris, Masson, 1899).

— Comment faut-il concevoir une hallucination? Délires systématisés hallucinatoires (Clinique de Sainte-Anne, *Journ.
des praticiens*, 18 mars 1911).

— Sur un cas de délire onirique systématisé (*Bull. médical*, nov.
1911, nᵒˢ 86 et 87).

— Discussion. Soc. de psychiatrie, 19 déc. 1912 (*Encéphale*,
janv. 1913, p. 81.

— Discussion sur l'hallucination de l'ouïe (Congrès des alién. et
neurol. de Nancy, t. II, p. 20).

BARBÉ. — Hallucinations visuelles persistantes dans un cas de confusion mentale (Soc. de psychiatrie, 18 mai 1911).

BARON (E.). — Le psychisme inférieur (*Rev. de philosophie*, nᵒ 7,
p. 56, juillet 1906).

BARUK. — Les hallucinations dans la paralysie générale (Thèse de
Paris, 1894.

BAYLE. — Mémoire sur les hallucinations (*Rev. médicale*, Paris, 1825).

Bazaillas. — Musique et inconscience. Introduction à la psychologie de l'inconscient (1 vol. Alcan, 1907).

Beaunis (H.). — La « nuit » psychique. Une forme rudimentaire de la pensée. Actes du V° Congrès intern. de psychologie, p. 396).

Beaussart. — Hallucinations, pseudo-hallucinations, phénomènes autoscopiques (Soc. clin. de méd. ment., 20 nov. 1911).

Bechterew (W.). — Psychose hallucinatoire par lésion de l'organe auditif périphérique (*Rev. (russe) de psych., de neurol. et de psychol.*, 1903, n° 2).

— Sur la signification de l'attention en rapport avec la localisation et l'évolution des images hallucinatoires (*Rev. (russe) de psych., de neurol. et de psychol. expérim.*, 1904, n° 11).

— Écriture automatique et autres impulsions semblables symptomatiques de trouble mental (*Monatschr. f. Psych.*, t. XXI, 1907).

Bekterew. — Les réminiscences hallucinatoires (*Rev. (russe) de psych., de neurol. et de psychol.*, n° 6, p. 328-333, 1907).

— Du délire de la fascination hypnotique. (Ass. scient. des méd. de la Clin. ment. et neurol. de Saint-Pétersbourg, 30 août 1905).

Benon et Gelma. — Délires à éclipse chez les alcooliques (Soc. méd. psych., 27 avril 1908).

Bergson (H.). — Matière et mémoire (Paris, 1 vol., Alcan, 1900).

Bernheim. — De la suggestion (Paris, 1 vol., Librairie scient. s. d.).

Bianchi. — Avant-propos sur la physio pathologie de la sphère sensorielle (Traité de psycho-path. de A. Marie, t. III, p. 1, Alcan, 1912).

Binet. — L'étude expérimentale de l'intelligence (1 vol., Paris, 1902).

— Anal. de « Les folies raisonnantes » de Sérieux et Capgras, (*Année psychol.*, 1910, p. 490-491).

— Les altérations de la personnalité (1 vol., Paris, Alcan).

Binet et Féré. — Magnétisme animal (1 vol., Paris, 1887).

Binet (H.) et Simon. — Langage et pensée (*Année psychol.*, 1908, 1 vol., Paris).

— La folie systématisée (*Année psychol.*, 1910, 1 vol., Paris, Masson).

BINET (H.) et SIMON. — La folie maniaque dépressive (*Année psychol.*, 1910, 1 vol., Paris).

BLEULER. — Sur le délire systématisé périodique (*Psych. neurol. Wochenschrift*, 14 juin 1911, n. 11.

BLONDEL. — Troubles de l'humeur. Obsessions et impulsions. Interprétations délirantes chez une débile (Soc. de psychologie, 1er juin 1909 (*Journ. de psych. norm. et path.*, sept.-oct. 1909, p. 469).

— Paranoïa et hallucinations (Soc. de psychiatrie, 21 avril 1910. Discussion : 19 mai 1910, Gilbert-Ballet, Vallon, Dupré).

— Délire systématisé de transformation et de négation d'organes chez une intermittente (Soc. de psychiatrie, 21 déc. 1911).

— Un cas de vagabondage chez une paranoïaque (Soc. de psychiatrie, 19 déc. 1912).

BOIRAC. — La psychologie inconnue (1 vol., Paris, Alcan, 1908).

BONARHÖFER (de Breslau). — Valeur clinique et médico-légale de certains états de la paranoïa (*Centralb. f. nerv. u. psych.*, août 1899).

BONNET (H.). — Revue rétrospective de la science mentale (*Ann. méd. psych.*, 4e série, 21e année, t. I, 1863).

BONNET. — Spiritisme et folie (Soc. clin. de méd. ment., 20 déc. 1909).

BONNET et MARIE. — Fait clinique pour servir à l'étude anatomo-pathologique des hallucinations (VIIe Congrès alién. et neurol., Nancy, 1896, C. R., t. II, p. 43).

BOREL (P.). — Rêverie et délire de grandeur (*Journ. de psych. norm. et path.*, sept.-oct. 1909).

BOS. — Psychologie de la croyance (1 vol., 2e éd. Paris, Alcan, 1905).

BOTTEX. — Essai sur les hallucinations (Lyon, 1810).

BOUDON et GLÉNARD. — Un cas de délire de persécutions avec oscillations (C. Soc. de psychiatrie, 21 janv. 1909).

BOUDON et Pierre KAHN. — Un cas d'hallucinose (C. Soc. de psychiatrie, 16 nov. 1911).

BRIERRE DE BOISMONT. — Des hallucinations (1 vol. Paris, Baillière, 2e éd., 1852).

BRISSOT (M.). — Les théories psycho-physiologiques du langage dans l'aphasie et l'aliénation mentale (*Rev. de psychiatrie*, n. 11, nov. 1909).

Brissot (M.). — De l'aphasie dans ses rapports avec la démence et les vésanies (Th. de Paris, 1910).

Brugia. — Le contenu sensoriel des images et le mécanisme des hallucinations (*Riv. di psicologia*, Bologne, n. 5, sept.-oct. 1907).

Buvat. — Un cas d'hallucinose chronique (C. Soc. de psychiatrie, 15 juin 1911).

Calderoni. — Les théories psychologiques de J. Pickler et sa théorie du subconscient (*Riv. di psicol. applic.*, juill.-oct. 1910).

Calmeil. — Art. *Hallucination* (Dict. de méd., t. XIV. Paris, 1838).

Camus. — Délire métabolique à base hypocondriaque (C. au Congrès de Rennes, août 1905).

Camus et Blondel. — Un cas de cénesthésie à prédominance céphalique (Soc. de psychiatrie, 27 mai 1909).

Capgras (J.). — Un cas de phobie avec délire et tentative de meurtre (*Journ. de psych. norm. et path.*, sept.-oct. 1905).

— Une persécutée démoniaque (C. Soc. clin. de méd. ment., 18 déc. 1911).

Carveth Read. — Sur la différence entre les perceptions et les images (*The British Journ. of psych.*, 2, oct. 1908).

Cazauvieilh. — Du suicide et de l'aliénation mentale dans les campagnes (cité par Baillarger).

Chabaneix. — Le subconscient dans les œuvres de l'esprit et chez leurs auteurs (Préface de Régis, 1 vol. Paris, Baillière, 1897).

Chaslin. — Contribution à l'étude des rapports du délire avec les hallucinations (*Ann. méd. psych.*, juill.-août 1890).

— Éléments de séméiologie mentale (1 vol. Paris, 1912, p. 170).

Chaslin et Collin. — Délire de persécution et de grandeur mystique avec hallucinations visuelles chez un débile (*Ann. méd. psych.*, juill.-août 1909).

Chaslin et Séglas. — Idées fixes de grandeur, sous forme de récits imaginaires tendant à la systématisation, suite d'un délire de rêve (Soc. de psychiatrie, 18 mars 1909).

Chesneau (A.). — Quelques considérations cliniques sur les hallucinations (Th. Paris, 1907).

Chotzen (F.). — Les hallucinoses alcooliques subaiguës et chroniques compliquées (*Allg. Zeit. f. psych. u. Neur.*, fasc. I, p. 42, 1909).

CHRISTIAN. — Art. *Hallucination* (Dict. de Dechambre, 1886).

CLÉRAMBAULT (DE). — Ivresse psychique avec transformation de la personnalité (*Ann. méd. psych.*, sept.-déc. 1907).

COTARD. — De l'origine psycho-sensorielle ou psycho-motrice du délire (Soc. méd. psych., 28 mars 1887).

— De l'origine psycho-motrice du délire (Comm. Congrès de médecine mentale, 6 août 1889).

— Maladies cérébrales et mentales. De la folie (1 vol., Paris, 1891).

COTARD (L.). — Deux cas de psychose hallucinatoire (C. Soc. méd. légale, 28 déc. 1908, *Ann. méd. psych.*, mars-avril 1909).

— Du rôle du sentiment d'automatisme dans la genèse de certains délires (C. Soc. de psychologie, 8 janv. 1909, *Journ. de psych. norm. et path.*, mars-avril 1909).

CRINON. — Psychose hallucinatoire (*Bull. Soc. clin. de méd. mentale*, n. 4, avril 1909).

CULLERRE. — Magnétisme et hypnotisme (1 vol., Paris, 1886).

DAGONET. — Traité des maladies mentales (1894, p. 68 et 533).

— Observations sur les délires associés et les transformations du délire (*Ann. méd. psych.*, 1895, t. I).

DELACROIX. — Analyse du mysticisme de Mme Guyon (*Rev. de métaphysique et de morale*, nov. 1907).

DEL GRECO. — Le délire sensoriel en rapport avec les diverses formes de la paranoïa (*Manicomio mod.*, n. 23, 1892).

— Le moi subliminal de Myers et la psychologie contemporaine (*Il Manicomio*, 1906, n. 2).

— Des déficients et des diverses mentalités. Essai psychologique (*Il Manicomio*, 1907, n. 1).

DELMAS. — Un cas de psychasthénie délirante (Soc. de psychiatrie, 17 fév. 1910).

— Troubles portant sur la personnalité chez une malade atteinte de psychose périodique (Soc. de psychiatrie, 24 juin 1909).

DENY. — Rapport sur les démences vésaniques (Congrès de Pau, 1904).

— Les délires systématisés chroniques (*Journ. de méd. int.*, 15 juill. 1905).

Deny et Blondel. — Débilité mentale et délire d'interprétation (Soc. de psychiatrie, 21 oct. 1909).

Deny et Camus. — Etude nosologique et pathogénique du délire des négations (Soc. méd. psych., 26 fév. 1907. Discuss. Wallon, Vigouroux, Arnaud, Pactet).

— Délire d'interprétation et paranoïa (C. Soc. méd. psych., 28 mai 1906. Discuss. Vallon, Pactet, Arnaud, Toulouse, Kéraval).

Deny et Logre. — Mélancolie et obsessions (Soc. de psychiatrie, 16 déc. 1909).

Deny et Long-Landry (M.). — Psychose hallucinatoire, paranoïa ou obsession (Soc. de psychiatrie, 19 déc 1912, *Encéphale,* Janv. 1913, n. 1. Discuss. G. Ballet, Blondel, Wallon, Camus, Dupré).

Despine. — Du somnambulisme étudié au point de vue scientifique (1 vol., Paris, 1880).

Dheur. — Les hallucinations volontaires. L'état hallucinatoire (1 vol., Soc. des édit. scient., Paris, 1899).

Dide. — Psychose hallucinatoire chronique (Soc. de psychiatrie, 17 nov. 1910).

Döllken. — Sur les hallucinations et l'écho ou résonnance de la pensée (Congrès des neurol. et psych. de l'Allemagne centrale. Leipzig, oct. 1907, *Archiv für Psych.*, 1908, t. XLIV, fasc. 2, p. 423).

Dreyfus (Robert). — Alexandre Weill ou le prophète du faubourg Saint-Honoré (*Cahiers de la quinzaine,* 9ᵉ cah., 9ᵉ sér., 1907).

Dromard. — L'interprétation délirante (*Journ. de psych. norm. et path.*, 1910, n. 4).

— Le délire d'interprétation (*Journ. de psych. norm. et path.*, n. 4 et 5, 1911).

Dubourdieu. — Contribution à l'étude des délires de persécution symptomatiques de psychose périodique (Thèse de Bordeaux, 1909).

Ducasse et Vigouroux. — Du délire systématisé (*Rev. de psychiatrie,* 1900, p. 50 et suiv.).

Ducosté (M.). — Les hallucinations dans la paralysie générale (*Encéphale,* février 1907, n. 2).

Ducosté. — Délire à base d'interprétations délirantes chez un dément paranoïde (*Rev. de psychiatrie*, juin 1910).

Dugas et Moutier. — La dépersonnalisation et la perception extérieure (*Journ. de psych. norm. et path.*, nov.-déc. 1910, n. 6).

— La dépersonnalisation (1 vol., Alcan, 1911).

Duhem. — La folie chez les spirites (thèse de Paris, 1904).

— Délire mystique provoqué par les pratiques d'un magnétiseur (C. Soc. méd. psych., 30 avril 1906).

Dumas (G.). — Qu'est-ce que la psychologie pathologique? (*Journ. de psych. norm. et path.*, n. 1, 1908, p. 12 et suiv.).

Dumont (L.). — De l'inconscience de l'habitude (*Rev. philosophique*, 1876, I, p. 326).

Dupré (E.). — Revue polyclinique des psychoses hallucinatoires chroniques (*Encéphale*, août 1907).

— Les délires d'imagination (C. Congrès de Bruxelles, août 1910).

Dupré et Collin. — Psychose hallucinatoire chronique à début purement sensoriel (C. Soc. de psychiatrie, 15 juin 1911).

Dupré et Froissard. — Un cas de délire onirique (*Encéphale*, déc. 1908).

Dupré et Gelma. — Un cas d'hallucinose chronique (C. Soc. de psychiatrie, 16 fév. 1911).

Dupré et Logre. — Les délires d'imagination (*Encéphale*, n. 3, 4, 5 mars-avril-mai 1911).

Dupré et Nathan. — Le langage musical (1 vol., Alcan, 1911).

Dupouy (E.). — Psychologie morbide (1 vol., Paris, Leymarie, 1907).

Dupouy (Roger). — Délire conjugal avec hallucinations des deux sujets; visions colorées spontanées et commandées de l'un des éléments (*Rev. de psychiatrie*, nov. 1906).

— Un cas d'hallucinations conscientes (Soc. de psychiatrie, 16 juill. 1908).

Dupuis. — L'hallucination au point de vue psychologique (*Rev. philosophique*, juin 1907, p. 620).

Dwelshauvers. — La synthèse mentale (1 vol., Paris, Alcan, 1908).

Ebbinghaus. — Précis de psychologie (2ᵉ édit., trad. franç., 1 vol., Alcan, 1910).

EGGER (V.). — La parole intérieure. Essai de psychologie descriptive (Paris, Alcan, 1881).

ESQUIROL. — Des maladies mentales considérées sous les rapports médical, hygiénique et médico-légal (2 vol., Paris, Baillière, 1838, t. I, p. 12, 20, 41).

FALRET (J.). — Des maladies mentales et des asiles d'aliénés (Paris, Baillière, 1864).

— Obsessions intellectuelles et émotives (Rapp. au Congrès international de médecine mentale. Paris. 1889).

— Etudes cliniques sur les maladies mentales et nerveuses (1 vol., Paris, Baillière, 1890).

— Des variétés cliniques du délire de persécution (*Ann. méd. psych.*, juill.-nov. 1890).

FARNARIER. — La psychose hallucinatoire aiguë (thèse Paris, 1809).

FERRAND. — Les localisations cérébrales, Esquisse médicale et psychologique (1 vol., Paris, Rousset, 1911).

FLOURNOY (Th.). — Note sur une communication typtologique (*Journ. de psych. norm. et path.*, 1904, p. 11 et suiv.).

— Des phénomènes de synopsie (1 vol., Paris, Alcan, 1903).

— Esprits et médiums (1 vol. Fischbacher. Paris, 1911).

FOUCAULT. — Le rêve (1 vol. Alcan, 1906).

FOVILLE (père). — Article : *Aliénation* (Dict. de méd. et chir. prat. , Paris, 1829).

FRAGNITO (O.). — La psychose sensorielle (*Ann. di neurol.*, 1903, fasc. 3).

FRANCOTTE (X.). — Des hallucinations dites psychiques (*Bull. de la Soc. méd. ment. de Belgique*, juin 1898).

FRASER (D.). — La formation des délires (*Journ. of abn. Psych.*, 6 mars 1912, p. 401-422).

FREUD (S.). — Die Traumdeutung (Leipzig u. Wien, 1900).

FROMENT (B.) et MONOD. — Le mécanisme psycho-physiologique du langage (*Bull. de la Soc. pour l'étude psychol. de l'enfant*, déc. 1912).

— Des troubles de la parole de l'aphasique moteur type Broca; leur mécanisme psycho-physiologique et leur traitement (Soc. méd. des hôpitaux de Lyon, 14 mai 1912, *Lyon médical*, 2 juin 1912, p. 1230).

Fuchs. — Psychiatrie et personnalité (Congrès de Heidelberg, nov. 1907).

Garnier (P.) et Le Filliatre. — Coexistence d'hallucinations verbales auditives (sensorielles) et d'hallucinations verbales psycho-motrices. Dialogues entre les voix extérieures et intérieures (C. Soc. méd. psych., 26 nov, 1894, *Ann. méd. psych.*, 1895, t. I, p. 79).

Geley. — L'être subconscient (1 vol. 3e édit. Paris, Alcan, 1911).

Gelma. — Hallucinose chronique (Comm. XXIe Congrès des aliénistes. Amiens, août 1911).

Gérente. — Le délire chronique (Thèse Paris, 1883).

Gierlich. — Sur la paranoïa périodique et la formation des idées paranoïaques (*Arch. f. psych.*, fasc. 1, 1905, p. 10).

Gimbal. — Hallucinations obsédantes (*Rev. de psychiatrie*, janv. 1901).
— Les hallucinations obsédantes (C. Soc. méd. psych., 30 oct. 1903, *Ann. méd. psych.*, 1903, p. 113).
— Hallucinations obsédantes (*Rev. de psychiatrie*, 1906, n. 7).

Giroudon. — Contribution à l'étude des caractères du délire dans leurs rapports avec l'intelligence du délirant (Thèse Lyon, 1893).

Godfernaux (A.). — Le sentiment et la pensée et leurs principaux aspects physiologiques (1 vol. Paris, Alcan, 1906.)

Goldstein (K.). — Contribution à l'étude des psychoses alcooliques et remarques sur la genèse des hallucinations (*Allg. Zeitschr. f. Psych.*, LIX, 2 et 3, 1907).

Gonnet (A.). — Fabulation et délire systématique chronique (*Gaz. des hôpitaux*, nos 106-107, 19-21 sept. 1911).

Gordon (A.). — Pathogénie des hallucinations du moignon chez les amputés (*New-York med. Journ.*, 1 janv. 1908, p. 17).

Grashey. — Des hallucinations (*Münsch. med. Woch.*, 1893, nos 8 et 9).

Grachetti. — Sur l'origine des idées couplées (*Riv. di psich. applic.*, juillet-août 1909).

Grasset. — Le psychisme inférieur (1 vol. Paris, Chevalier-Rivière, 1906.)

Griesinger. — Traité des maladies mentales, trad. Doumic (1 vol. Paris, 1865).

GRIMALDI. — L'origine affective des délires paranoïaques dans la littérature allemande (*Ann. de neurol.*, fasc. 3 et 4, 1903).

GUISLAIN. — Leçons orales sur les phrénopathies ou Traité théorique et pratique des maladies mentales (3 vol. Gand, 1852).

GURNEY, MYERS, PODMORE. — Les hallucinations télépathiques (trad. abrégée de Phantasms of the Living, par L. Marillier. 1 vol. Alcan, 1899, 3ᵉ éd.).

HAGEN. — Une théorie des hallucinations (*Allg. Zeitsch. f. Psych.*, mars 1868).

HALBERSTADT. — Hallucinations cryesthésiques dans un cas de démence précoce (*Arch. intern. de neurol.*, sept. 1912, n° 3).

HALBEY (K.). — Visibilité et apparition de la pensée (*Allg. Zeitsch. f. Psych.*, 1908).

HAMEL (M.). — Des hallucinations génitales et des idées érotiques chez les persécutés (Thèse Paris, 1892).

HANNARD. — Le délire d'interprétation de Sérieux et de Capgras (Th. Lille, 1911).

HANNION. — Les pseudo-hallucinations de la paralysie générale (illusions, interprétations) (*Union médicale du Nord-Est*, 1895).

HELPACH (de Karlsruhe). — L'inconscient (Congrès des aliénistes de l'Allemagne et du Sud-Ouest. Heidelberg, nov. 1907).

HERMANN. — De la valeur clinique du délire de persécution physique (*Allg. Zeit. f. Psych.*, 2, 1909).

HEVEROCH (Prague). — Sur la théorie des hallucinations (*Arch. f. Psych.*, fasc. 2, 1910, p. 774, 15 p.).

HIGIER (H. de Varsovie). — Des hallucinations unilatérales (*Wiener Klinik*, juin 1894).

HORAND, PUILLET et MOREL. — Troubles délirants d'origine thyroïdienne chez un prédisposé. Opération. Guérison (*Gaz. des hôpitaux*, 2, 5 nov. 1912, n° 126).

HUBERT et MAUSS. — Théorie générale de la Magie (*Année sociologique*, 1902-1903, 1 vol. Alcan).

IOTEYKO. — La vie des éléments psychiques (*Rev. psychol. (belge)*, mars 1911).

JAMES (William). — La théorie de l'émotion. Préface de G. Dumas (1 vol., 3ᵉ édit. Paris, Alcan, 1910).

JANET. — Des hallucinations dans la paralysie générale et de leurs rapports avec les lésions de la couche corticale sensorielle (Thèse de Paris, 1902).

JANET (Pierre). — L'automatisme psychologique. Essai de psychologie expérimentale sur les formes inférieures de l'activité humaine (1 vol. Alcan, 1889).

— Aboulie délirante (*Rev. philosophique*, avril 1901).

— Un cas de délire systématisé dans la paralysie générale (Soc. de psychologie, juin 1906).

— Délire systématique à la suite du sentiment d'incomplétude chez un psychasthénique (Soc. de psychol., 10 janv. 1908. *Journ. de psych. norm. et path.*, 1908, n° 2, p. 157).

— Les problèmes du subconscient (Rapport au VI° Congrès international de psychologie. Genève, 3-7 août 1909).

— Les oscillations du niveau mental (Actes du V° Congrès international de psychologie, p. 110).

JANET (P.) et RAYMOND et JANET. — Névroses et idées fixes (2 vol. Paris, Alcan, 1898).

— Les obsessions et la psychasthénie (2 vol. Paris, Alcan, 1903).

JASTROW (J.). — La subconscience (trad. Philippi). Préface de P. Janet (1 vol. Paris, Alcan, 1908).

JOFFROY. — Hallucinations auditives (*Journ. de méd. et de chir. prat.*, 1er juillet 1895).

— Délires systématisés spirites (*Arch. gén. de méd.*, 1901, n° 2).

— Contribution à l'étude de l'interprétation délirante dans les délires systématisés (*Encéphale*, fév. 1908).

JOFFROY et MIGNOT (Roger). — La paralysie générale (1 vol. Paris, Doin, 1910, p. 127).

KAHN (P.). — Un cas de délire de persécution chez un excité maniaque (Soc. de psychiatrie, 21 nov. 1912).

KANDINSKY. — Zur Lehre von den Hallucinationem (*Arch. f. Psych.*, t. XI, fasc. 2. Berlin, 1880).

— Kritische und klinische Betrachtungen im Gebiete der Sinnestäuschungen (*Centralb. f. Nerv. u. Psych.* Leipzig, nov. 1881).

KANT. — Essai sur les maladies de la tête (1764).

KANT. — Les rêves d'une visionnaire éclaircis par les rêves de la métaphysique (1766).

— Anthropologie au point de vue pragmatique (1798. Trad. Tissot. Paris, Alcan).

KÉRAVAL. — Les délires plus ou moins cohérents désignés sous le nom de paranoïa (*Arch. de neurologie*, 1893, t. I, p. 274).

— Le langage écrit, ses origines, son développement et son mécanisme intellectuel (1 vol. Paris, 1897).

KLIENENBERGER. — Des hallucinations alcooliques prolongées (*Allg.*

— *Zeitschr. f. Psych.*, I, 1909).

KLIPPEL. — Du rêve et du délire qui lui fait suite dans les affections aiguës (*Rev. de psychiatrie*, 1900, p. 97 et suiv.).

KLIPPEL et TRENAUNAY. — Délire systématisé de rêve à rêve (*Rev. de psychiatrie*, 1901).

KOSTYLEFF. — Les travaux de l'école Würtzburg : l'étude objective de la pensée (*Rev. philosophique*, déc. 1910).

— Les substituts de l'âme dans la psychologie moderne (1 vol. Paris, Alcan).

KRAFFT-EBING. — Traité clinique de psychiatrie (trad. Laurent. 1 vol. Paris, Maloine, 1897).

KRŒPELIN. — Psychiatrie (2 vol., 7ᵉ éd., Leipzig, A. Barth, 1904).

— Introduction à la psychiatrie clinique. Trad. française (1 vol. Vigot, 1907).

— Psychiatrie (8ᵉ édit. Leipzig, A. Barth, 2 vol., 1910-1911).

KULPE (Ostwald). — Rapport sur la psychologie des sentiments (Congrès de psychologie de Genève, 1909).

KURT GOLDSTEIN. — Théorie des hallucinations. Etude sur la perception normale et pathologique (*Arch. für Psych.*, fasc. 2 et 3, 1908).

LALANDE. — Essai sur la pathogénie du délire dans la paralysie générale (*Ann. méd. psych.*, janv., fév., 1900).

LAMY (H.). — Hémianopsie accompagnée d'hallucinations visuelles de la moitié anopsique du champ de la vision (C. Congrès de Clermont-Ferrand, 10 août 1894).

LANGE. — Les émotions. Etude psycho-physiologique (Trad. Dumas. Alcan, Paris, 1895).

Larguier. — La psychologie de la pensée (*Année psychologique*, 1907).

Larroussinie. — Hallucinations succédant à des obsessions et à des idées fixes (*Arch. de neurologie*, 1897, n. 7, p. 33).

Lasègue. — Du délire de persécution (*Arch. gén. de médecine*, févr. 1852).

— Etudes médicales (2 vol. Paris, Asselin, 1884).

Latour (N.). — Premiers principes d'une théorie générale des émotions (1 vol. Alcan, 1912).

Laupts (Saint-Paul). — Les phénomènes de la distraction cérébrale et les états dits de dédoublement de la personnalité (*Ann. méd. psych.*, 1898, p. 333).

Le Bon (G.). — La renaissance de la magie (*Rev. scientifique*, 1910, n. 13, 14.

— Les opinions et les croyances (1 vol. Paris, Flammarion, 1911).

Legrain. — Le délire chez les dégénérés (1 vol. Paris, Asselin, 1885).

— Paralytique général délirant systématique et halluciné (C. Soc. cl. méd. ment. in *Bull.*, nov. 1910, n. 8.

— Les folies à éclipse. Essai sur le rôle du subconscient dans la folie (1 vol. Paris, Bloud, 1910).

Legrand du Saulle. — Le délire des persécutions (1 vol. Paris, Plon, 1871).

Lélut. — Du démon de Socrate (1 vol. Paris, 1836).

— L'amulette de Pascal, pour servir à l'histoire des hallucinations (Paris, Baillière, 1846).

Lemaitre (Aug.). — Un nouveau cycle somnambulique de Mlle Smith. Ses peintures religieuses (*Arch. de psychologie*, t. VII, n. 25, juillet 1907).

Leroy (Bernard). — Sur les relations qui existent entre certaines hallucinations du rêve et les images du langage intérieur (Soc. de psychologie, 5 juillet 1901. *Bull. de l'Institut psychologique*. Paris, sept. 1901).

— Le langage intérieur (*Ann. méd. psych.*, mai-déc. 1905).

— Préoccupations hypocondriaques avec hallucinations obsédantes de l'ouïe et de l'odorat (Congrès de Rennes, août 1905).

LEROY (Bernard). — Les convictions délirantes hypocondriaques dans
la folie de la persécution (Congrès de Rennes, août 1905).

— Le langage, Essai sur la psychologie normale et pathologique
de cette fonction (1 vol. Paris, Alcan, 1905).

— Nature des hallucinations (*Rev. philosophique*, juin 1907,
p. 593).

— Remarques sur le diagnostic de certaines hallucinations obsédantes (Soc. de psychologie, juillet 1907).

— Interprétation psychologique des visions intellectuelles chez
les mystiques chrétiens (*Annales du Musée Guimet; Revue de
l'histoire des religions*, 1907). Anal. in *Encéphale*, 1908, I,
p. 155.

LEROY (Bernard) et TOBOLOWSKA. — Sur le mécanisme intellectuel du
rêve (*Rev. philosophique*, juin 1901).

LEROY. — Un cas d'hallucinations lilliputiennes (*Bull. Soc. clin. de
méd. ment.*, avril 1910).

LEROY et CAPGRAS. — Obsessions hallucinatoires et hallucinations
obsédantes au cours de deux accès de folie périodique (Soc.
clin. de méd. ment., 21 nov. 1910).

LE SAVOUREUX. — Une observation d'hérédité polymorphe (*Encéphale*,
10 juil. 1911, n° 7).

LEURET (F.). — Fragments psychologiques sur la folie (1 vol. Paris,
Crochard, 1834).

— Du traitement moral de la folie (Paris, 1840).

LEVI-BIANCHINI. — Les symptômes paranoïdes dans les démences
hébéphréniques et hébordophréniques (*Riv. spec. di Frenatria*, 30 avril 1909).

LÉVY-BRUHL. — Les fonctions mentales dans les sociétés inférieures
(1 vol. Paris, Alcan, 1909).

LÉVY-VALENSI et BOURDON. — Deux cas de délire de persécution à
forme démonomaniaque développés chez des débiles à la
suite de pratiques spirites (Comm. Soc. psychiatrie, 18 juin
1908. *Encéphale*, 1908, 2, p. 115).

LÉVY-VALENSI et LERAT. — Un cas de délire de médiumnité (C. Soc.
méd. psychiatrie, 22 fév. 1909).

LÉVY-VALENSI (J.) et GÉNIL-PERRIN. — Délire spirite (C. Soc. de psychiatrie, 10 déc. 1912).

LUGARO. — Sur les pseudo-hallucinations (hallucinations psychiques de Baillarger). Contribution à la psychologie de la démence paranoïde (*Riv. di patol. nerv. e ment.*, janv.-fév. 1903, fasc. 1 et 2).

— Sur les hallucinations unilatérales de l'ouïe (*Riv. di patol. nerv. e ment.*, mai 1904).

LWOFF et CONDAMINE. — Un cas de délire à deux. Hallucinations auditives unilatérales (C. Soc. clin. de méd. ment., 20 déc. 1909).

MAC-DONALD (J.-H.). — Physio-psychologie des hallucinations (*Glasgow med. Journ.*, déc. 1907, p. 493).

MAGNAN. — Leçons cliniques sur les maladies mentales. Le délire chronique (recueillies par Journiac et Sérieux) (1 vol. Paris, 1890).

— Recherches sur les centres nerveux (1 vol. Paris, Masson, 1893.

— Leçons cliniques sur les maladies mentales. Le délire chronique (recueillies par Pécharman) (1 vol. Paris, 1897).

MAGNAN et LEGRAIN. — Les dégénérés (1 vol. Paris, Rueff, 1895).

MAGNAN et SÉRIEUX. — Le délire chronique à évolution systématique (1 vol. Paris, Masson, 1892).

MAILLARD (G.). — Des différences espèces de douleurs psychopathiques, leur signification, leur rôle (Rapp. au Congrès d'Amiens, août 1911).

MAILLARD (G.) et LÉVY-DARRAS. — Un cas de délire d'interprétation. Délire d'influence télépathique (C. Soc. de psychiatrie, 20 oct. 1910. Discussion : Arnaud, Dupré, Gilbert Ballet).

MARANDON DE MONTYEL. — Des hallucinations psychiques (*Gaz. hebd. de méd. et de chir.*, mars 1900).

— De la genèse des conceptions délirantes et des hallucinations dans le délire systématisé (*Gaz. des hôpitaux*, 8 juin 1900).

MARCÉ. — Traité pratique des maladies mentales (1 vol. Baillière, Paris, 1862).

MARCHAND (L.). — Recherches expérimentales sur les émotions (*Rev. de psychiatrie*, n. 4, avril 1903).

— Manuel de médecine mentale (1 vol. Doin, Paris, 1908).

MARCHAND (L.) et OLLIVIER (M.). — Délire chronique par hallucinations psychiques (Soc. méd. psych., 25 avril 1907).

Marchand (L.) et Petit (G.). — Épisodes hallucinatoires délirants au
        cours d'un état hallucinatoire conscient (Soc. de psychiatrie,
        20 juin 1912).

Marco (F. de). — La réversibilité des faits psychiques (*Riv. di psico-
        logia*, 1902, n. 5).

Margulies. — Des hallucinations graphico-kinétiques (*Neurol. Cen-
        tralbl.*, XXV, 1906).

Marie (A.). — Faits relatifs à l'étude anatomo-clinique des hallucina-
        tions latéralisées (*Arch. de neurol.*, fév. 1911).

Marie (A.) et Pailhas. — Sur quelques dessins de déments précoces
        (C. Soc. clin. de méd. ment., 18 nov. 1912).

Marie (A.) et Vigouroux. — Spiritisme et folie (Comm. Xᵉ Congrès
        alién. et neurol. Marseille, 1899, C. R., 1 vol. Marseille,
        p. 310).

Marie (A.) et Viollet. — Spiritisme et folie (*Journ. de psych. norm.
        et path.*, 1904).

   — L'envoûtement moderne (*Journ. de psychol. norm. et path.*,
        1905).

Marie, Levet et Courbon. — Influence des lésions cérébrales sur
        l'orientation des hallucinations (C. Soc. de méd. ment.,
        18 juill. 1910).

Martineno. — De l'évolution de l'hallucination de l'ouïe dans le
        délire des persécutions (Thèse Paris, 1880).

Masini (V.). — Un cas d'hallucination verbale auditive avec impul-
        sion verbale (*Giorn. di psych. cl.*, fasc. 3 et 4, 1905).

Masselon (René). — L'hallucination et ses diverses modalités clini-
        ques. I. L'hallucination de l'ouïe dans la folie systématisée.
        Délire systématisé hallucinatoire (*Journ. de psych. norm. et
        path.*, nov.-déc. 1912).

   — Les psychoses associées (psychose maniaque dépressive et
        délire d'interprétation) (*Ann. méd. psych.*, juin 1912).

Matthey. — Maladies de l'esprit (Paris, 1816).

Mattos (J. de). — Allucinaçoes e illusoes (Hall. et ill.) (1 vol. in-12.
        Saint-Paul, 1892, Anal. in *Ann. méd. psych.*, 1893, t. I,
        p. 476).

Maupassant (Guy de). — Le Horla (1 vol. Paris, Ollendorff).

MAURY. — De l'hallucination au point de vue philosophique et historique (1 vol. Paris, 1845).

— Considérations pathologico-historiques sur les hallucinations (1 vol. Paris, 1846).

— Compte rendu de l'amulette de Pascal, de Lélut (*Ann. méd. psych.* Paris, sept. 1846).

MAXWELL. — Les phénomènes psychiques. Préface de Ch. Richet (1 vol. Paris, Alcan, 4e édit., 1909).

MENDEL. — Leitfaden der Psychiatrie (Stuttgard, 1912).

MEURIOT (H.). — Des hallucinations des obsédés (pseudo-hallucinations) (Thèse Paris, n. 516, 21 juill. 1903).

MEUNIER (P.) et MASSELON (René). — Les rêves et leur interprétation. Essai de psychologie morbide (1 vol. Paris, Bloud, 1910).

MEYER (A.). — Les problèmes des types de réaction mentale et des causes psychiques des maladies mentales (*The psychol. Bullet.*, août-déc. 1908).

MICHÉA. — Des doctrines psycho-physiologiques considérées chez les anciens dans leurs rapports avec les théories de l'aliénation mentale (*Ann. méd. psych.*, 1843, t. I).

— Délire des sensations (Paris, 1849).

MIGNARD (M.). — Erreur sentimentale et délire systématique (*Rev. des idées*, avril 1908).

— Rêve et délires (*Biologica*, 15 février 1912).

— Recherches sur l'erreur. Essai de contribution expérimentale à la théorie de la connaissance (*Journ. de psychologie*, 1912, n° 1, p. 21 et s.).

MIGNARD et PETIT. — Délire et personnalité (Comm. VIIe Congrès belge de neurologie et psychiatrie. Ypres-Tournai, 28-29 sept. 1912).

MILLS (K.). — Quelques formes de folie alcoolique, spécialement au point de vue médico-légal (*Americ. med.*, février 1903).

MONDIO (G.). — Hallucination et folie sensorielle (*Riv. sper. di Frenat*, 23 mai 1903).

MORACSIK (F.). — Des hallucinations artificielles (*Centralbl. f. Nerv. u. Psych.*, XXIX, 209, 1906).

MORAT et DOYON. — Traité de physiologie. Fonction d'innervation. Voir chap. V, le langage et l'idéation (1 vol. Paris, Masson, 1902).

MOREAU (de Tours). — Du haschich et de l'aliénation mentale. Etudes psychologiques (1 vol. Paris, Fortin-Masson, 1845).

— Chapitre sur les hallucinations (notes manuscrites) *in* Dheur. Les hallucinations volontaires, *sup. cit.*

MOREL. — Traité des dégénérescences (1 vol. Paris, Baillarger, 1857).

MURISIER. — Les maladies du sentiment religieux (1 vol., 3ᵉ édit. Paris, Alcan, 1907).

MYERS. — La personnalité humaine (trad. Jankélévitch) (1 vol. Paris, Alcan, 3ᵉ édit., 1910).

NAUDASCHER. — Trois cas d'hallucinations spéculaires (Comm. Soc. cl. de méd. ment., 27 déc. 1909).

NEISSER. — Individualität und Psychose, Berlin, 1906 (*Centralbl. f. Nerv. u. Psych.*, 1ᵉʳ février 1906).

— Délire de confabulation (*Allg. Zeitsch. f. Psych.*, t. LIII, p. 231).

NORDMAN. — Les hallucinations dans la paralysie générale (*Loire médicale*, 15 février 1912, n° 2).

OSSIP-LOURIÉ. — Croyance religieuse et croyance intellectuelle (1 vo., Alcan, Paris, 1908).

PACHEU (J.). — L'expérience mystique et l'activité subconsciente (*Rev. de philosophie*, janv. 1911).

PAILHAS. — Dédoublement de la personnalité à la suite d'hémorragies (*Encéphale*, février 1908).

PAPILLON. — Des interprétations délirantes et des hallucinations chez les amputés aliénés (Thèse Lyon, 1905).

PARCHAPPE. — Traité théorique et pratique de la folie (1 vol. Paris, 1854).

— Discussion sur l'hallucination à la Soc. méd. psych., 28 avril 1856 (*Ann. méd. psych.*, juillet 1856).

PASCAL. — Les maladies mentales de Robert Schumann (*Journ. de psychol. norm. et path.*, 1908, n° 2, p. 98 et suiv.).

PATINI (Ettore). — Le sentiment de personnalisation et sa pathologie. Les illusions de personnalisation dans la paranoïa (*Ann. di Nevrologia*, fasc. 6. Naples, 1909).

Patrizi. — La simultanéité (dynamogénie et inhibition) entre le travail mental et le travail musculaire volontaire unilatéral ou symétrique. — Nouveau test mental : un indice autographique et inconscient du pouvoir inhibiteur. — Les composants somatiques de la sensation et de la représentation. — Le point de mire de l'attention autoscopique et la localisation de son expression motrice (*Arch. ital. de biologie*, juillet 1912).

Pauluan. — Le langage intérieur et la pensée (*Rev. philosophique*, janv. 1886).

— L'associationisme et la synthèse psychique (*Rev. philosophique*, 1888, t. I, p. 32).

— La finalité comme propriété des éléments psychiques (*Rev. philosophique*, 1888, t. II, p. 105).

— L'activité mentale et les éléments de l'esprit (1 vol. Paris, Alcan, 1889).

— Les phénomènes affectifs et les lois de leur apparition (1 vol. 2e édit. Paris, Alcan, 1901).

Payot (J.). — Comment la sensation devient idée (*Rev. philosophique*, juin 1891).

Péon del Valle (J.). — Importance des sentiments dans la genèse du délire de persécution (*Arch. de psiquiat. y crim.*, mars-avril 1908).

Peisse. — Discussion sur l'hallucination à la Soc. méd. psych., 26 fév. 1855 (*Ann. méd. psych.*, juill. 1855).

Perrens. — Hallucinations volontaires de la vue (*Encéphale*, n° 2, 1911).

Perrier (Louis). — Les obsessions dans les psycho-névroses (Th. de Montpellier, 1907).

Pfersdorff. — Le délire de « dépendance physique » (*Monatsch. f. Psych. u. Neurol.*, fév. 1903, n° 2).

Philippe (J.). — L'image mentale (1 vol. Paris, Alcan, 1903).

Pianetta. — Un cas d'hallucinations unilatérales chez un délirant chronique halluciné. Surdité à droite (*Il Manicomio*, n° 2, 1903).

Pick. — Ueber die Beziehungen zwischen Zwangsvorstellungen und Hallucinationen (*Prager med. Wochenschr*, 1895).

— 174 —

Pick. — Remarques sur la réalité des hallucinations (*Neurol. Centralb.*, 1909, n° 2, p. 66-69).

Pieraccini. — Contribution à l'étude des hallucinations verbales psycho-motrices (*Il Manicomio moderno*, n°ˢ 1 et 2, 1892).

— Accès de mutisme chez une aliénée par état hallucinatoire du centre verbal psycho-moteur (*Rev. sper. di Frenatria*, mars 1893).

Pinel. — Traité médico-philosophique sur l'aliénation mentale (2° édit. Paris, 1809, p. 14, 81, 113, 168).

— Nosographie philosophique ou la méthode de l'analyse appliquée à la médecine (3 vol. Paris, Brosson, 1818).

Piobb (P.). — L'année occultiste et psychique (1 vol. Daragon. Paris, 1907).

Pitres et Régis. — Les obsessions et les impulsions (1 vol. Paris, Doin, 1902).

Poyer. — Sur un cas d'idées messianiques (Soc. de psychologie, 7 mai 1909. *Journ. de psych. norm. et path.*, juill.-août 1909).

Raymond et Arnaud. — Sur certains cas d'aboulie avec obsessions interrogatives et troubles des mouvements : folie du doute avec délire du toucher (*Ann. méd. psych.*, 1892, série 7, t. XVI).

Raymond et Janet. — Névroses et idées fixes (2 vol. Paris, Alcan, 1898).

— Les obsessions et la psychasthénie (2 vol. Paris, Alcan, 1903).

— Un cas de délire systématique à la suite de pratiques spirites (C. Soc. de psychol., 18 mars 1909).

Régis (E.). — Des hallucinations unilatérales ; contribution à l'étude pathogénique des hallucinations (*Encéphale*, 1881).

— Note sur un cas d'hallucinations unilatérales de l'ouïe consécutives à une inflammation chronique de l'oreille moyenne (*France médicale*, 1882, n° 35).

— Manuel pratique de médecine mentale (Paris, 1885).

— Un cas de folie systématisée religieuse avec hallucinations psycho-motrices orales et graphiques (*Journ. de méd. de Bordeaux*, 22-29 janv. et 5 fév. 1893).

— Hallucinations oniriques des dégénérés (C. Congrès de Clermont-Ferrand, 10 août 1894).

Régis (E.). — Les hallucinations unilatérales. Leçon clinique (*Journ. de méd. de Bordeaux*, 1894).

— Les délires de rêve (Congrès de Bordeaux, 1895).

— Les hallucinations unilatérales et la pathogénie des hallucinations (VII° Congrès des alién. et neur., Nancy, 1893, C. R., t. II, p. 23).

— Délire systématisé secondaire à la confusion mentale (Congrès de Marseille, 1899).

— Maladies de l'oreille et hallucinations de l'ouïe (*Journ. de méd. de Bordeaux*, 24 juillet 1904).

— Délire hypocondriaque en rapport avec une ectasie aortique (Soc. méd. psych., 26 mars 1906).

— Précis de psychiatrie (4° édit. Paris, Doin, 1909).

— Hallucinations de l'ouïe et otopathies (p. 73 et suiv. du *Précis de psych.*, 1909).

— Hallucinations dans l'obsession (*Précis de psychiatrie*, 1909, p. 101).

— Hallucinations. Troubles des perceptions (*Précis de psychiatrie*, 1909, p. 70 et suiv.).

— La phase de réveil du délire onirique (*Encéphale*, 10 mai 1911, n. 5).

Régis et Lalanne. — Origine onirique de certains délires dans la paralysie généra'e (C. Congrès Internat. de méd. ment., Paris, 1900).

Remond et Voivenel. — Le génie littéraire (1 vol., Alcan, 1912).

Renaudin. — Etudes médico-philosophiques (Paris, 1854).

Renouvier. — Le personnalisme, suivi d'une étude sur la perception externe et sur la force (1 vol., Paris, Alcan).

Revault d'Allonnes. — Les inclinations, leur rôle dans la psychologie des sentiments (1 vol. Paris, Alcan, 1908).

— Psychologie d'une religion. Guillaume Monod, 1800-1896 (1 vol. Paris, Alcan, 1908).

Rey (A.). — Leçons élémentaires de psychologie (1 vol. Cornély, Paris, 1908).

Ribot. — Les mouvements et leur importance psychologique (*Rev. philosophique*, oct. 1879).

— Les maladies de la mémoire (1 vol. Paris, Alcan, 1894).

Ribot. — Les maladies de la personnalité (1 vol. Paris, Alcan, 1891).
— Les maladies de la volonté (1 vol. Paris, Alcan, 1894).
— Psychologie de l'attention (1 vol. Paris, Alcan, 1894).
— Psychologie des sentiments (1 vol. Paris, Alcan, 1896).
— Essai sur l'imagination créatrice (1 vol. Alcan, 1900).
— Sur une forme d'illusion affective (*Rev. philosophique*, mai 1907, p. 502).

Richet. — La suggestion mentale et le calcul des probalités (*Rev. philosophique*, déc. 1884).
— Des rapports de l'hallucination avec l'état mental (*Rev. philosophique*, sept. 1885, n. 9).

Rieu. — Des hallucinations psycho-motrices dans la paralysie générale (Thèse de Paris, 1900).

Ritti. — Théorie physiologique de l'hallucination (Thèse Paris, 1874).
— Art. *Persécution* (Délire de) (Dictionnaire Dechambre, 1887).

Rogues de Fursac. — Hallucinations (Voir chapitre des hallucinations, p. 32 du Manuel de psychiatrie, 3ᵉ édit., Alcan, 1909).

Rogues de Fursac et Capgras. — Un cas de folie intermittente. Myoclonie et délire de possession prémonitoire des accès (C. Soc. clin. de méd. ment., 19 juill. 1909.

Roncoroni. — Note sur la pathogénie des hallucinations (*Riv. di patologia nerv. e ment.*, juill. 1901).

Roubinovitch. — Mécanisme et diagnostic des hallucinations (Cl. de la Salpètrière, *Journ. des praticiens*, 7 déc. 1912).

Rouillard. — La discussion sur le délire chronique à la Société médico-psychologique (1 broch. Paris, Bx de l'*Encéphale*, 1888).

Roustan. — Psychologie (1 vol. Paris, Delagrave, s. d.).

Saint-Paul (G.). — Essais sur le langage intérieur (1 vol. Paris, Masson, 1892).
— La physiologie, la psychologie et l'étude des langues (*Rev. scientifique*, Paris, 1899).
— Le langage intérieur et les paraphasies (la fonction endophasique), p. 205 et suiv. (1 vol. Paris, Alcan, 1904).
— L'art de parler en public. L'aphasie et le langage mental (1 vol. Paris, Doin, 1912).

SANCTIS (S. DE) et B. VESPA. — La marche des psychoses et l'évolu
tion des délires par rapport aux affaiblissements psychiques
secondaires (*Riv. quind. di psicolog.*, 1899, n. 3).

SCHOPENHAUER. — Parerga et paralipomena. Essai sur les apparitions
et les faits qui s'y rattachent (trad. Dietrich, 1 vol. Paris,
Alcan, 1912).

SCHÜLE. — **Traité clinique des maladies mentales** (trad. Dagonet)
(1 vol. Paris, 1888).

SÉGLAS (J.). — Les hallucinations psycho-motrices verbales (*Progrès
méd.*, 18-25 août 1888, n. 33-34).

— Le dédoublement de la personnalité et les hallucinations verbales psycho-motrices (C. Soc. méd. psych., 6 août 1889).

— Discussion sur l'hallucination (Congrès intern. de méd. ment.
Paris, 1889).

— Des troubles de la fonction du langage dans l'onomatomanie
(*Méd. moderne*, 10 déc. 1891).

— De l'obsession hallucinatoire et de l'hallucination obsédante
(*Ann. méd. psych.*, janv.-fév. 1892).

— Les troubles du langage chez les aliénés (1 vol., Paris, Rueff,
1892).

— Leçons cliniques sur les maladies mentales et nerveuses
(1 vol. Paris, Asselin et Houzeau, 1895).

— Rapport sur la pathogénie et la physiologie pathologique de
l'hallucination de l'ouïe (C. de Nancy, 1896, C. R., vol. I,
Paris, Masson, 1897).

— Délire de persécution systématique avec hallucinations corri-
gées par le malade (Soc. méd. psych., 29 oct. 1900).

— Sur les phénomènes dits « Hallucinations psychiques »
(IVe Congrès intern. de psych., 1900, C. R., p. 553-559.
Paris, Alcan, 1901).

— Les hallucinations unilatérales (*Ann. méd. psych.*, mai-sept.-
nov. 1902).

— Des hallucinations, *in* Séméiologie des affections mentales
(p. 105 et suiv. du Traité de pathologie mentale de G. Ballet.
Paris, 1903, Doin).

SÉGLAS. — Note sur l'évolution des obsessions et leur passage au délire (*Arch. de neur.*, 1903, n. 85).

— Des hallucinations antagonistes, unilatérales et alternantes (*Ann. méd. psych.*, juill.-août 1903).

— Le délire des négations (1 vol. Masson, Paris, s. d.).

SÉGLAS et LOGRE. — Délire imaginatif de grandeur avec appoint interprétatif (*Encéphale*, 10 janv. 1912).

SELETZKY. — Hallucinose (*Psych. (russe) contemp.*, p. 193-198, juill. 1907).

— Troubles et physiologie des hallucinations (*Journ. (russe) de neuropath. et de psych.*, fasc. VI, 1908).

SÉMELAIGNE. — Études historiques sur l'aliénation mentale dans l'antiquité (1 vol. Paris, Asselin, 1869).

— Un paralytique général halluciné (*Ann. méd. psych.*, nov. 1903).

SERBSKY (W.). — Exposé d'une théorie nouvelle sur les hallucinations (VII' Congrès des alién. et neur. Nancy, 1896, C. R., t. II, p. 50).

SERGERANOFF. — Les présentations obsédantes hallucinatoires et les hallucinations obsédantes (*Rev. de méd.*, avril 1900).

SÉRIEUX (P.). — Le délire chronique à évolution systématique et les psychoses des dégénérés (1 vol. Gand, Engelcke, 1891).

— Sur un cas d'hallucinations verbales chez une paralytique générale (*Arch. de neurol.*, n. 87, mai 1894).

— Les hallucinations motrices verbales dans la paralysie générale (*Gaz. hebd.*, n. 19, 1898).

SÉRIEUX et CAPGRAS. — Les folies raisonnables. Le délire d'interprétation (1 vol. Paris, Alcan, 1909).

SÉRIEUX (P.) et MIGNOT (Roger). — Hallucinations de l'ouïe alternant avec des accès de surdité verbale et d'aphasie sensorielle chez un paralytique général. Lésions circonscrites de méningo-encéphalite (Soc. de neurol., avril 1902. *Rev. neurol.*, n. 8, 1902).

— Hallucinations de l'ouïe chez un paralytique général (*N. Iconogr. de la Salpêtrière*, n. 8, juill.-août 1902, n. 4).

— Sur un cas de paralysie générale à forme sensorielle (*Ann. méd. psychol.*, oct. 1902).

Sklar. — Des hallucinations obsédantes (*Journ. (russe) de neurol. et de psych.* Moscou, 1909).

Sollier. — Cénesthésie cérébrale et mémoire (*Rev. philos.*, juil. 1899).

— Les phénomènes d'autoscopie (1 vol. Alcan, 1903).

— Le mécanisme des émotions (1 vol. Paris, Alcan, 1903).

— Le sentiment cénesthésique (Rapport au VIe Congrès internat. de psychologie de Genève, 1909).

— Quelques cas d'autoscopie (Soc. de psychologie, 10 janv. 1908. *Journ. de psychol. norm. et de pathol.*, 1908, n. 2).

— Phénomènes de cénesthésie cérébrale unilatéraux et de dépersonnalisation liés à une affection organique du cerveau (*Encéphale*, 1910, n. 10).

Sollier (P.) et Pagès. — Un cas d'hallucinose de longue durée avec rétrocession de la croyance (*Journ. de neurol.*, 20 juil. 1912, n. 14).

Someb (de). — Etudes psychologiques de quelques délires (*Bull. de la Soc. cl. méd. ment. de Belgique*, juin 1911).

Soukhanoff (S.). — Obsessions hallucinatoires et hallucinations obsédantes (Soc. de neuropath. et de psych. de Moscou, 24 sept. 1901).

— Etude des hallucinoses (*Journ. (russe) de neuropath. et de psych.*, fasc. 3, 1906).

— Note sur la Paranoïa chronique avec hallucinations (*Rev. (russe) méd. sibérienne*, n. 7, 1906).

Soum. — Sur une association de la folie intermittente et du délire de persécution (Th. Bordeaux, 1912).

Soüques et Poisot. — Origine périphérique des hallucinations des membres amputés (Soc. neurol. Paris, 9 nov. 1905).

Souriau. — Sensations et perceptions (*Rev. phil.*, 1883, t. II, p. 75).

— La perception des faits psychiques (*Ann. psych.*, 1907).

Stoddart. — La psychologie de l'hallucination (*The journ. of M. science*, nov. 1901).

Stransky. — L'écho de la pensée et l'hallucination. Résumé de M. Piéron (C. Soc. méd. psych., février 1912).

Stricker. — Note sur les images motrices (*Rev. philos.*, déc. 1881).

Taine (H.). — De l'intelligence (2 vol., Paris, Hachette, 1870).

TANBURINI. — La théorie des hallucinations (*Rev. scient.*, 29 janv. 1888).

— Les théories des hallucinations (Congrès de Madrid, avril 1903).

TANZI (E.). — Sur une théorie de l'hallucination (*Riv. di pathologia nerv. e ment.*, juill. 1904).

— Trattato delle malattie mentali (Milan, 1905).

TARKHANOFF (J. DE). — Sur les conditions de la subjectivation des sons et des sensations sonores en général (IV° Congrès intern. de psychologie, C. R., p. 549-552. Paris, Alcan, 1901).

TASSY. — Le travail d'idéation (1 vol. Paris, Alcan, 1911).

TATY et JOY. — Des variétés cliniques du délire des persécutions (*Ann. méd. psych.*, 1857, t. I et II.

TUHY. — Les hallucinations dans les délires toxiques (*Bull. de la Soc. cl. de méd. ment. de Belgique*, oct. 1910).

THORNDIKE. — L'étude de la conscience et l'étude du comportement (Congrès de l'Ann. psychol. américaine, déc. 1910).

TISSIÉ. — Les rêves. Physiologie et pathologie (1 vol. Paris, Alcan, 2° édit., 1898).

TISSOT. — Délire de persécution à base cénesthésiopathique (*Ann. méd. psych.*, nov.-déc. 1910).

TOULOUSE. — H. Poincaré (1 vol. Paris, 1910).

TOULOUSE et MIGNARD. — Confusion et démence (*Rev. de psych.*, août-juill. 1909).

— L'autoconduction (*Rev. de psychiatrie*, août 1910).

— Les maladies mentales et l'autoconduction (*Rev. de psychiatrie*, juillet 1911).

TOULOUSE et PIÉRON (H.). — Technique de psychologie expérimentale (2 vol. Doin, 1911).

TRANNOY. — La mythomanie (Thèse Paris, 1905).

TRÉNEL. — Hallucinations psycho-motrices et spiritisme dans un cas de paralysie générale (*Ann. méd. psych.*, nov. 1905).

— Hallucinations obsédantes et obsessions hallucinatoires (C. Soc. clin. de méd. ment., 17 mai 1909).

— Sur la place nosologique des délires systématisés aigus (paranoïa aiguë) (C. Soc. méd. psych., 25 juillet 1910).

TRUELLE et BONHOMME. — Etat obsédant à forme hallucinatoire (C. Soc. clin. de méd. ment., 21 mars 1910).

TRUELLE et PILLET. — Une mystique persécutée (Soc. clin. de méd. ment., 29 fév. 1911).

USSE. — Les délires d'imagination dans la paralysie générale (Thèse Paris, 1912).

VAISSIÈRE (DE LA). — Éléments de psychologie expérimentale (1 vol. Paris, Beauchesne, 1912).

VALLET (A.) et FASSOU. — Hallucinations dialoguées conscientes (*Rev. de psychiatrie*, janv. 1900, n° 15).

VALLON (Ch.). — Hallucinations psycho motrices dans l'alcoolisme (C. Soc. méd. psych., 26 nov. 1891, *Ann. méd. psych.*, 1895, t. I, p. 91).

— Pathogénie et physiologie pathologique de l'hallucination de l'ouïe (Congrès des alién. et neur. de Nancy, 1er août 1896, C. R., t. II, p. 13).

VALLON et MARIE. — Sur un cas de délire religieux à hallucinations visuelles et auditives (VIIe Congrès alién. et neurol. Nancy, 1896, C. R., t. II, p. 33. Paris, Masson, 1897).

VASCHIDE. — Les recherches de M. Mourly Vorld sur les hallucinations visuelles des rêves et à l'état de veille (*Rev. de psychiatrie*, oct. 1904).

— Les hallucinations télépathiques (1 vol. Biblioth. de psychol. expérimentale. Bloud, Paris).

VASCHIDE et MARCHAND. — Contribution à l'étude de la psycho-physiologie des émotions à propos d'un cas d'éreutophobie (*Rev. de psychiatrie*, 1900).

VASCHIDE et MEUNIER (P.). — Projection du rêve sur l'état de veille (*Rev. de psychiatrie*).

VASCHIDE et PIÉRON. — La psychologie du rêve (1 vol. Paris, Baillière).

VASCHIDE et VURPAS. — Psychologie du délire dans les troubles psychopathiques (1 vol. Masson, Paris).

— Délire par introspection mentale (*Nouv. icon. de la Salpêtrière*, mai-juin 1901, p. 238).

— Délire de métaphysique (*Rev. scientifique*, août 1901, p. 161).

VERGER. — Contribution à l'étude du délire de persécution à évolution systématique (Thèse Paris, 1898).

Vigouroux et Juquelier. — Contribution clinique à l'étude des délires
de rêve (*Journ. de psych. norm. et path.*, n. 2, 1908).

Viollet (M.). — Le spiritisme dans ses rapports avec la folie (1 vol.
Paris, Bloud, 1908).

Waynbaum. — Les caractères affectifs de la perception (*Journ. de
psch. norm. et path.*, 1907, p. 289 et suiv.).

Weber. — La faculté de lire est-elle localisée ? (*Arch. de psychologie*,
sept. 1912, n. 47).

Weigandt. — Atlas-manuel de psychiatrie (Trad. Roubinowitch,
1 vol. Paris, 1904).

Wernicke. — Des idées fixes (*Deutsch. med. Woschenschr.*, 22 juin
1892).

— Grundriss der Psychiatrie (Leipzig, 1906).

Williams (A.). — L'interprétation moderne des rêves et visions
(Congr. de l'Assoc. psych. améric., déc. 1910).

Woodworth (R.-S.). — La pensée sans images (*The Journal of philo-
sophy, psychology and scientific methods*).

Zaborowski (S.). — L'origine du langage (1 vol. Paris, Alcan, 1870).

Ziehen (Th.). — Psychiatrie (2e éd. Leipzig, 1902).

— Principes et méthodes pour l'examen de l'intelligence (1 vol.
68 p. 2e éd. Karger, Berlin, 1908).

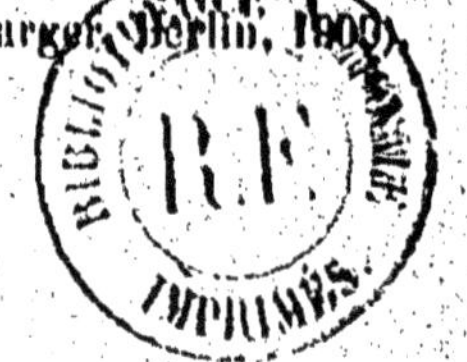

TABLE ANALYTIQUE

—

33.965. — Bordeaux, imprimerie Y. Cadoret, 17, rue Poquelin-Molière.

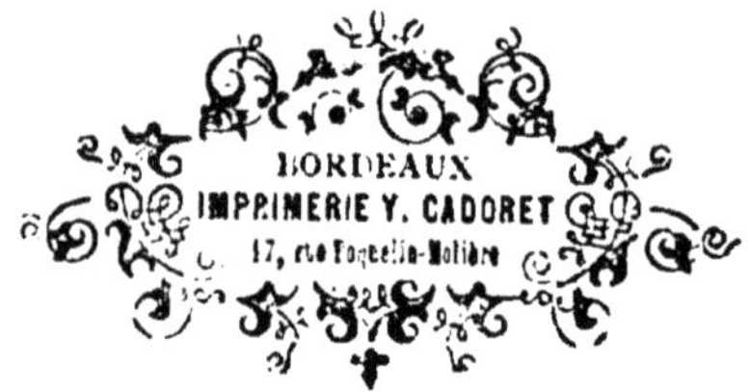
BORDEAUX
IMPRIMERIE Y. CADORET
17, rue Poquelin-Molière